Faten Frikha
Fatma Mkaouar
Zouhir Bahloul

Capilaroscopia peri-ungueal: um guia prático

Faten Frikha
Fatma Mkaouar
Zouhir Bahloul

Capilaroscopia peri-ungueal: um guia prático

ScienciaScripts

Imprint

Any brand names and product names mentioned in this book are subject to trademark, brand or patent protection and are trademarks or registered trademarks of their respective holders. The use of brand names, product names, common names, trade names, product descriptions etc. even without a particular marking in this work is in no way to be construed to mean that such names may be regarded as unrestricted in respect of trademark and brand protection legislation and could thus be used by anyone.

Cover image: www.ingimage.com

This book is a translation from the original published under ISBN 978-620-3-44866-5.

Publisher:
Sciencia Scripts
is a trademark of
Dodo Books Indian Ocean Ltd. and OmniScriptum S.R.L publishing group

120 High Road, East Finchley, London, N2 9ED, United Kingdom
Str. Armeneasca 28/1, office 1, Chisinau MD-2012, Republic of Moldova, Europe
Printed at: see last page
ISBN: 978-620-5-73242-7

CONTEÚDO

Resumo

PROBLEMÁTICA :

A capilaroscopia é um instrumento de diagnóstico reprodutível utilizado na medicina interna para a avaliação etiológica do fenómeno de Raynaud e para o diagnóstico precoce e acompanhamento das conectividades.

OBJECTIVO DE TRABALHO :

1/ para determinar as indicações e métodos para realizar a capilaroscopia peri-ungual num ambiente de medicina interna

2- estudar as anomalias periunguais observadas durante o exame capilaroscópico e as etiologias envolvidas.

3- sintetizar, através de uma ferramenta de referência, os múltiplos dados e actualizações recentes sobre o lugar da capilaroscopia peri-ungual numa estratégia para o diagnóstico e prognóstico precoce da esclerodermia sistémica.

PACIENTES E MÉTODOS :

Este é um estudo prospectivo, monocêntrico, transversal e descritivo de pacientes que foram submetidos a exame capilaroscópico por vídeo-capilaroscópio e que são geridos no departamento de medicina interna da CHU Hédi Chaker da Sfax (de Janeiro de 2018 a Abril de 2021).

RESULTADOS :

Cinquenta e dois pacientes foram submetidos a capilaroscopia durante o período de estudo. A idade média foi de 41 anos (16-79 anos). Havia uma clara predominância de mulheres com uma proporção de sexo de 0,26. As indicações para a vídeo-capilaroscopia foram dominadas pela suspeita e/ou avaliação de uma doença do tecido conjuntivo com NAAs positivas em 30 casos (58%) e/ou pela presença do fenómeno de Raynaud em 28 casos (54%). Foram frequentemente encontradas anomalias capilaroscópicas em 76,9% dos doentes. Microangiopatia orgânica e alterações do padrão escleroderma foram encontradas em 31% dos pacientes. Concluímos esclerodermia em 8 casos, miopatia inflamatória em 11 casos (incluindo 7 casos de dermatomiosite, 1 caso de dermatomiosite amioplásica, 1 caso de polimiosite, 1 caso de SAS e 1 caso de DM com anticorpos anti-MDA5 específicos), LES em 1 caso, síndrome de Sjögren em 1 caso, acrocianose em 1 caso, esclerose cutânea em 1 caso e SID com NAA positiva em 2 casos. O diagnóstico da síndrome de Sharp foi retido em 1 caso, uma doença indeterminada do tecido conjuntivo em 2 casos e a síndrome de Shulman em 1 caso. A capilaroscopia permitiu-nos fazer um diagnóstico final do fenómeno de Raynaud (isolado ou com ANA positiva mas sem tecido conjuntivo associado) em 22 pacientes. A capilaroscopia foi normal em 5 pacientes. Concluiu com uma distrofia específica em 15 pacientes e uma distrofia importante em 2 casos.

CONCLUSÃO :

A vídeo-capilaroscopia é uma ferramenta básica do médico internista e vascular na exploração da microcirculação cutânea e é extremamente eficaz e relevante para detectar doenças sistémicas precoces. O nosso estudo, o primeiro realizado na Tunísia sobre a contribuição da video-capilaroscopia na medicina interna, é inovador, com o carácter especialmente quantitativo do estudo capilaroscópico.

I-INTRODUÇÃO

A capilaroscopia perirrugal é uma forma não invasiva, fácil e barata de estudar a rede capilar e avaliar a microcirculação. Esta técnica foi descrita pela primeira vez por Lombard em 1912 para explorar a microcirculação cutânea [1,2,3,4]. A capilaroscopia é a ferramenta básica do médico internista e vascular para a exploração de acrossirromes, tendo provado a sua eficácia no diagnóstico de muitas patologias com repercussões microcirculatórias. De facto, este exame é muito útil para estabelecer o diagnóstico e prognóstico do fenómeno de Raynaud nas suas fases iniciais [4,5]. Qualquer doente com o fenómeno de Raynaud com capilares anormais corre um risco elevado de desenvolver uma doença do tecido conjuntivo, tal como a esclerodermia sistémica (SSc).

Este exame é extremamente eficaz e relevante para a detecção precoce das características dos SSc, que são megacapilares, grandes enseadas capilares, neovascularização, perda de capilares, perturbação da arquitectura da rede microvascular do leito das unhas e áreas avasculares [6]. A capilaroscopia é também utilizada em doentes com miopatias inflamatórias (MI), doença mista do tecido conjuntivo (MC), lúpus eritematoso sistémico (LES), e síndrome de Sjögren em que permite a avaliação directa da rede capilar e das suas alterações.

Este trabalho consiste num estudo monocêntrico, transversal e prospectivo. Incluímos todos os pacientes que foram submetidos a capilaroscopia peri-ungual por vídeo-capilaroscópio no Departamento de Medicina Interna da CHU Hédi Chaker Sfax durante um período de 3 anos e 4 meses (de Janeiro de 2018 a Abril de 2021). Os objectivos do nosso estudo eram:

1. para determinar as indicações e modalidades de realização da capilaroscopia peri-ungual num ambiente de medicina interna
2. para estudar as anomalias periunguais observadas durante o exame capilaroscópico, bem como as etiologias envolvidas.

3. sintetizar, através de uma ferramenta de referência, os múltiplos dados e actualizações recentes sobre o lugar da capilaroscopia peri-ungual numa estratégia de diagnóstico precoce e prognóstico da esclerodermia sistémica, bem como de monitorização, particularmente o tipo de lesões a monitorizar, o ritmo e a duração da monitorização.

Foram estudadas as diferentes características epidemiológicas, clínicas, imunológicas e capilares desta população, com uma comparação dos nossos resultados com a literatura.

1. TIPO DE ESTUDO

O nosso estudo é monocêntrico, transversal e prospectivo, descritivo e analítico, e teve lugar ao longo de um período de 3 anos e 4 meses.

Foi realizada no departamento de medicina interna do hospital Hédi Chaker em Sfax e cobriu todos os exames de capilaroscopia peri-ungual realizados no nosso departamento de medicina interna durante o período de Janeiro de 2018 a Abril de 2021.

2. PATIENTES

O recrutamento, gestão de diagnóstico e acompanhamento de pacientes foram realizados no departamento de medicina interna do Hospital Hédi Chaker em Sfax.

2.1. Critérios de inclusão

Seleccionámos todos os pacientes que beneficiaram de um exame capilaroscópico por vídeo-capilarescópio e que são geridos no departamento de medicina interna da CHU Hédi Chaker da Sfax. Este vídeo-capilaroscópio está disponível no nosso departamento desde Janeiro de 2018. Estes pacientes vieram quer da actividade de consulta, quer da actividade de hospitalização de dia ou da hospitalização clássica no departamento de medicina interna.

2.2 Critérios para a não-inclusão

Não incluímos no nosso estudo :

❖ Pacientes que não fizeram um exame capilaroscópico durante este período ou cuja realização do exame foi muito limitada

❖ Os pacientes que já foram submetidos à capilaroscopia por microscópio ligeiro, que está disponível no departamento de medicina interna desde a sua criação em 1996.

3. MÉTODOS

3.1 Recolha de dados sobre a população estudada

Os dados foram recolhidos a partir dos formulários de consulta ou dos ficheiros de hospitalização dos pacientes. As fontes dos vários dados recolhidos nos ficheiros dos pacientes foram cartas de especialistas médicos, observações médicas feitas no departamento, resultados de exames para-clínicos e formulários de acompanhamento.

A nossa investigação foi facilitada pela criação de um esboço.

Recolhemos os seguintes dados:

❖ ***Epidemiológico***: idade e sexo do paciente.

❖ ***Clínica:*** história médica e cirúrgica, razão da hospitalização e circunstâncias da descoberta, sinais clínicos relacionados com a doença subjacente: sinais cutâneos (esclerose cutânea, telangiectasias, calcinose cutânea, úlceras digitais, etc.), sinais gerais, sinais reumatológicos, características do fenómeno de Raynaud, etc.

❖ ***Resultados de investigações paraclínicas***

➢ A busca da síndrome inflamatória biológica através do estudo da taxa de sedimentação (SV), contagem sanguínea (CBC), proteína C-reactiva (CRP) e electroforese da proteína sérica (SPE).

➢ O trabalho imunológico, incluindo anticorpos anti-nucleares (ANA), factor reumatóide (RF), anticorpos anti-citoplasmáticos (ANCA) e crioglobulinemia...

➢ Os resultados da capilaroscopia

❖ ***Resultados da investigação etiológica***

O diagnóstico de cada doença do tecido conjuntivo é feito de acordo com os critérios de classificação correspondentes [7,8,9,10].

3.2. Recolha dos resultados da capilaroscopia

❖ Para realizar a capilaroscopia, devem ser satisfeitas duas condições: equipamento adequado e um examinador treinado.

❖ A capilaroscopia baseia-se no exame dos capilares da prega supraungual utilizando um microscópio óptico de alta ampliação (20 a 200 vezes). A capilaroscopia vídeo é o acoplamento do microscópio a uma câmara digital de alta definição ligada a um computador, permitindo uma melhor análise das imagens e do seu armazenamento no computador. A imagem é assim visível no ecrã do computador. Pode ser congelada e depois arquivada.

❖ Todos os nossos pacientes foram submetidos a um exame capilaroscópico com observação do leito capilar. As principais variáveis recolhidas durante o exame foram transcritas numa forma pré-estabelecida. Foram tiradas fotografias do 2º, 3º, 4º e 5º dedos de cada mão para análise quantitativa.

3.2.1. Materiais e condições de exame

❖ No nosso estudo, a capilaroscopia foi realizada utilizando um capilaroscópio vídeo (Figuras 1 e 2) com ampliações de 50, 100 ou 200 vezes. O equipamento utilizado é um capilaroscópio de vídeo digital da ***Optilia Mediscope***, ligado a uma placa de aquisição de vídeo para PC com software de utilizador **OptiPix** que fornece um excelente suporte para visualização, medição e arquivo de imagens.

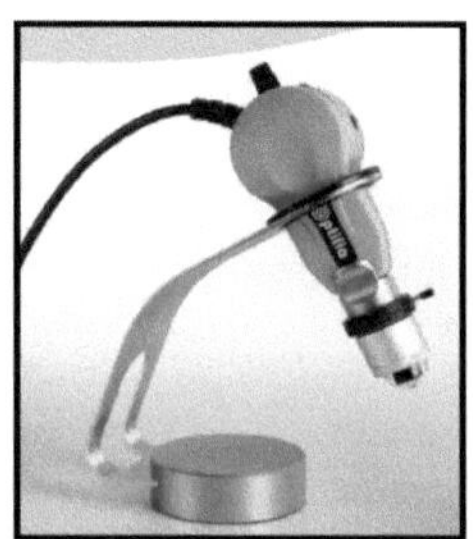

Figura 1: OptiliaMediscope capilaroscópio digital

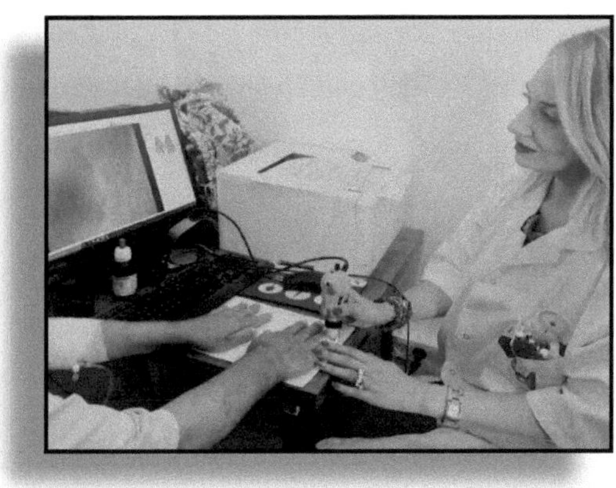

Figura 2: OptiliaMediscope Videocapilaroscópio utilizado no nosso estudo

Este exame foi realizado em condições idênticas para cada paciente em posição sentada e à temperatura ambiente, entre 22 e 26°C para evitar fenómenos de hipersudação, vasodilatação ou vasoconstrição. Antes do exame, a paciente é aconselhada a não aplicar esmaltes e a não fumar. Também verificamos a ausência de hiperqueratose da prega supra-ungual, que pode ser um factor limitador da visualização dos capilares, bem como a pigmentação intensa da pele.

Antes do exame, é aplicada uma gota de óleo parafínico no bordo periungual para melhorar a translucidez. São examinados oito dedos, excluindo os polegares, que são menos informativos. Na imagem congelada, pode-se facilmente ampliar, mover uma régua de 1 mm permitindo uma contagem fina dos capilares, ou medir a distância entre dois pontos como o diâmetro dos vasos. A interpretação das imagens foi validada por dois investigadores diferentes de cada vez.

3.2.2. Avaliação quantitativa

As medidas quantitativas assinaladas são:

❖*A densidade capilar por milímetro* foi determinada contando o número total de capilares por dedo e calculando uma média (Figura 3). A densidade capilar foi definida por uma variável qualitativa: densidade normal ($\geq$ 9 capilares/mm), densidade diminuída (7-8 capilares/mm) e rarefacção capilar (2-6 capilares/mm). Assim, a densidade capilar decrescente é definida por um número de capilares abaixo de 9/mm.

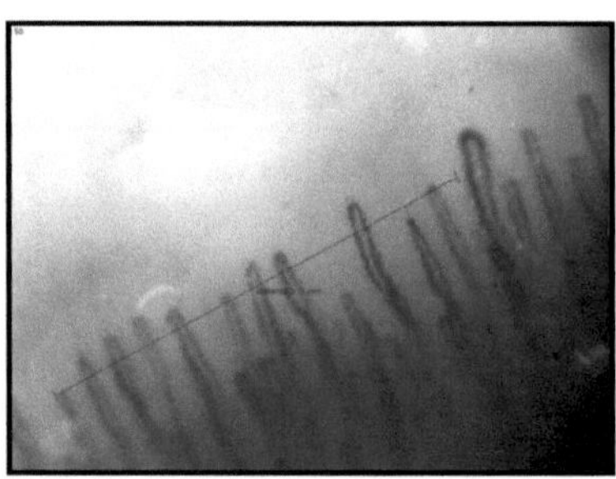

Figura 3: Medição da densidade capilar com tabela de teste de 1 mm. 11/mm de densidade capilar. (ampliação de 50 X)

❖ A presença ou ausência das chamadas áreas desertas ou avasculares, ou seja, áreas onde a densidade capilar é inferior a 2 capilares/mm.

❖ O tamanho dos capilares, ou seja, o diâmetro das alças com uma alça aferente mais fina (8 a 10μ m) do que a alça eferente (10 a 14μ m), sem saco aneurismático ou ampliação do ápice. A dilatação capilar só é referida acima de 20μ m de diâmetro (Figura 4).

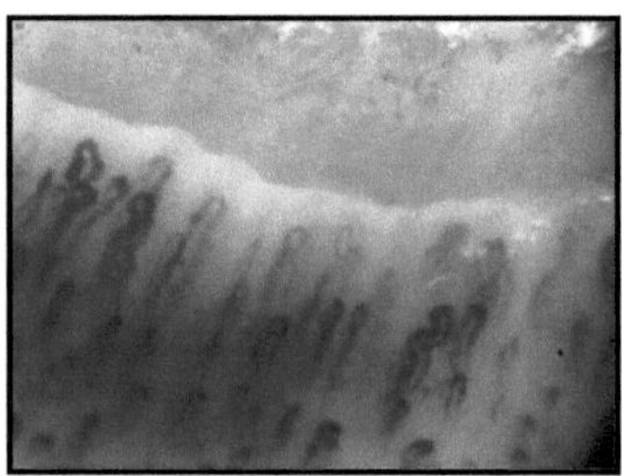

Figura 4: Capilares dilatados (a distinguir dos megacapilares), sem encurtar o capilar, com um diâmetro < 50μ m) *

3.2.3. Avaliação qualitativa

A análise qualitativa da arquitectura capilar revelou :

❖ *A forma dos capilares*: A forma normal dos capilares é um U invertido. Os capilares são paralelos uns aos outros e ao eixo do dedo (Figura 5). Podem ser observadas distorções mais ou menos significativas, loops e perda de paralelismo das paredes.

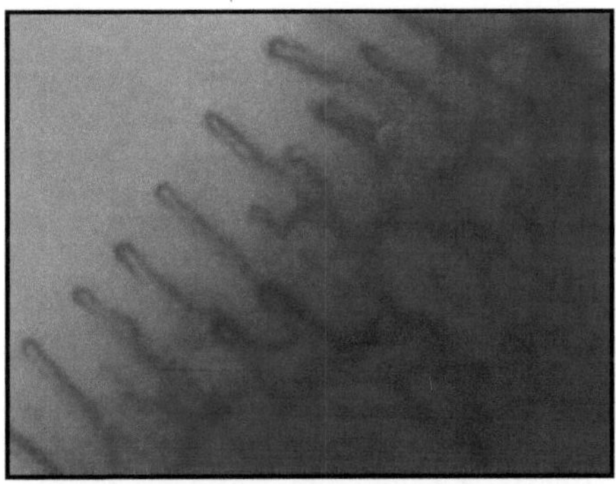

Figura 5: Capilaroscopia normal: forma normal dos capilares (Atlas de Capilaroscopia, Colégio de Professores de Medicina Vascular) [11]

❖ *A forma das paredes capilares*, que são paralelas, com um laço aferente mais fino do que o laço eferente sem saco aneurismático ou ampliação do ápice.

❖ *A organização dos capilares foi* estudada para cada dedo e avaliada por uma pontuação semi-quantitativa: 0 = nenhuma anormalidade, 1 = uma anormalidade em pelo menos 2 dedos. Em caso de desorganização, há uma perda de paralelismo das enseadas entre eles e do seu alinhamento.

❖ *A cor do fundo*, ou seja do tecido pericapilar: rosa, pálido ou escuro; dando informações sobre a qualidade geral da microvascularização, um fundo pálido indicando a falta de enchimento dos plexos, por oposição a um fundo escuro correspondente a um fenómeno de estase.

❖ *A qualidade do fluxo capilar*, contínuo ou descontínuo (lodo), quando a progressão dos glóbulos vermelhos é vista no lúmen em alta ampliação.

O fenómeno da lama é definido pela visualização dinâmica do fluxo capilar que assume uma forma granular a baixa ampliação.

❖ *A presença de hemorragias* (a presença de uma ou mais manchas vermelhas escuras secundárias aos depósitos de hemossiderina) que migram do topo dos capilares, numa pilha de placas (placas empilhadas) (Figura 6).

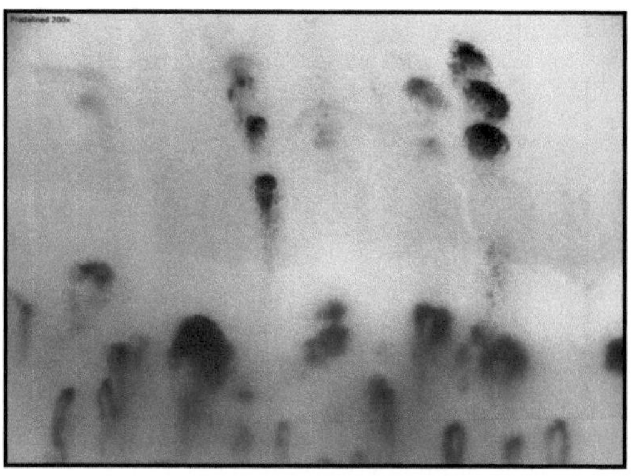

Figura 6: Hemorragias de placas sobre megacapilares (ampliação de 200 X) * Fotos de pacientes incluídas no estudo

❖ *A presença de edema*: responsável por uma aparência desfocada da imagem, com uma auréola à volta das papilas (Figura 7).

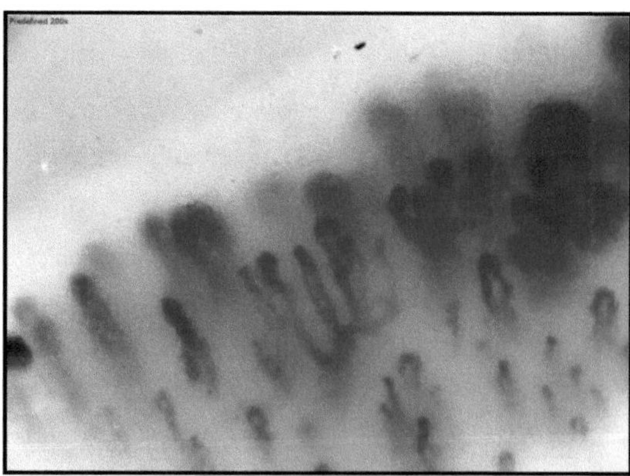

Figura 7: Presença de numerosos megacapilares, desaparecimento de capilâres normais na primeira fila de capilares. Edema causando embaçamento.

3.2.4. Resultados da capilaroscopia

O resultado do exame capilaroscópico foi assim classificado em :

❖ **Capilaroscopia normal**

O capilar tem o aspecto de um laço capilar com um ramo aferente arterial fino e um ramo eferente venoso ligeiramente mais dilatado, regressando ao sistema venoso dos plexos sub-papilares. Estas enseadas são paralelas umas às outras, regularmente espaçadas com um diâmetro de enseada < 20 μm e uma densidade média de 9-14 capilares/mm (Figura 8).

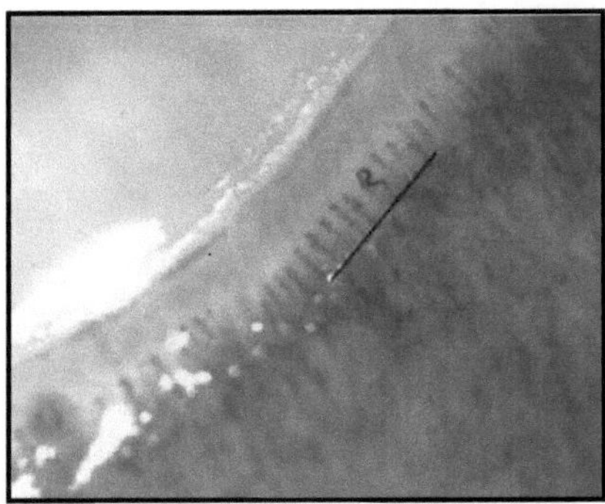

Figura 8: Capilaroscopia normal com padrão de teste de 1 mm. Densidade capilar de 11/mm.
[12]

❖ **Anormalidades capilaroscópicas**

> ➤ A morfologia dos capilares é estudada em busca de distrofias mas especialmente de capilares dilatados ou gigantescos (megacapilares), capilares ramificados ou arbustivos.

> ➤ Uma distrofia menor é um capilar com uma ou mais tortuosidades.

> ➤ Uma contagem distrófica capilar de mais de 15% é considerada patológica mas não específica.

> ➤ A desorganização é definida como a perda do paralelismo dos capilares uns com os outros e o seu alinhamento.

> ➤ As hemorragias em placas são comuns na presença de megacapilares.

> ➤ A trombose capilar tem uma aparência capilar arroxeada.

➢ De acordo com as definições de Maricq et al. e Cutolo et al. [13,14, 15] definimos um megacapilar como um capilar que é homogeneamente dilatado no seu ápice e ramos com um diâmetro ≥ 50 µm (Figura 9), um capilar ramificado como um capilar com ramos irregulares, semelhantes a samambaias ou arbustos, e uma distrofia menor como um capilar com uma ou mais tortuosidades.

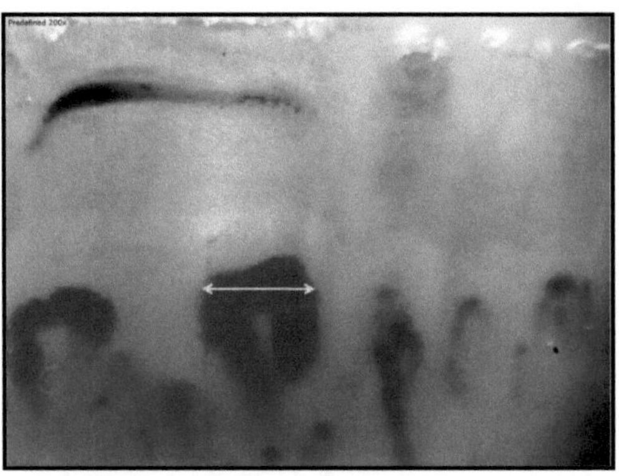

Figura 9: Um megacapilar é definido como um capilar homogeneamente dilatado no seu ápice e ramos com um diâmetro ≥ 50 µm (Ampliação X200) * Fotos de pacientes incluídas no estudo.

➢ A presença de um padrão escleroderma foi definida de acordo com as fases de Cutolo: precoce, activa ou tardia [13].

✓ **Fase inicial** com poucos megacapilares e sem diminuição significativa da densidade capilar

✓ **Estágio activo** com numerosos megacapilares e hemorragias (Figura 10)

✓ **Fase final** com densidade capilar muito reduzida e desorganização arquitectónica

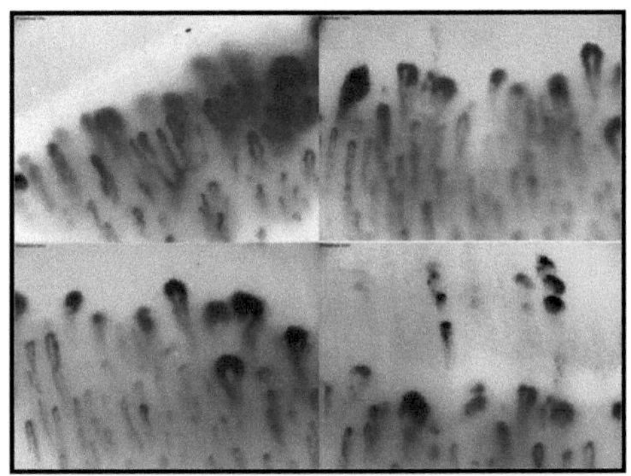

Figura 10: Padrão de esclerodermia activa com numerosos megacapilares e hemorragias

A figura seguinte mostra uma classificação esquemática da morfologia capilar (Figura 11).

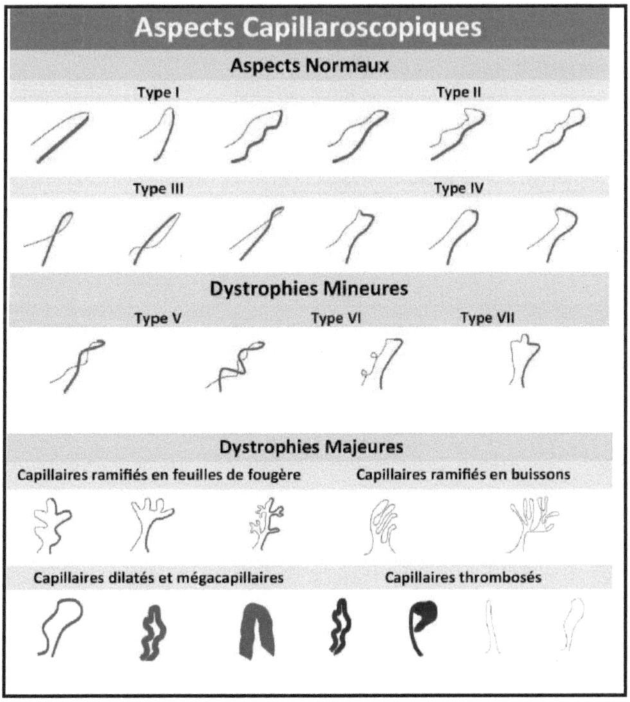

Figura 11: Classificação esquemática da morfologia capilar (Colégio de Professores de Medicina Vascular, 2012)

❖ No final do exame, o resultado foi classificado como normal, como anomalias específicas ou paisagem esclerodermia.

3.3 Análise estatística

Realizámos um estudo estatístico descritivo e analítico. A introdução de dados e a análise estatística foram realizadas utilizando o software estatístico IBM SPSS versão 20.

❖ Estudo descritivo :

Para variáveis quantitativas (por exemplo, idade), calculamos as médias mais ou menos o desvio padrão, as medianas e o intervalo (os valores extremos).

Para variáveis categóricas (por exemplo, género), calculámos frequências simples e relativas (em percentagens).

❖ Estudo analítico :

A comparação de meios foi realizada utilizando o teste t de Student para grupos ou amostras de doentes independentes (n=2) ou por Análise de Variância de Um Factor (n>2). O nível de significância utilizado foi $p < 0,05$.

1. CARACTERÍSTICAS EPIDEMIOLÓGICAS DA POPULAÇÃO ESTUDADA

❖O nosso estudo transversal prospectivo recolheu 52 pacientes que foram submetidos a exame capilaroscópico, recolhidos durante um período de 3 anos e 4 meses (de Janeiro de 2018 a Abril de 2021). A incidência anual foi em média de 17 exames capilaroscópicos por ano.

❖A distribuição dos nossos pacientes revelou uma clara predominância feminina. De facto, a nossa série inclui 41 mulheres (79%) e 11 homens (21%) (Figura 12). A proporção de sexo (M/F) dos nossos pacientes foi de 0,26.

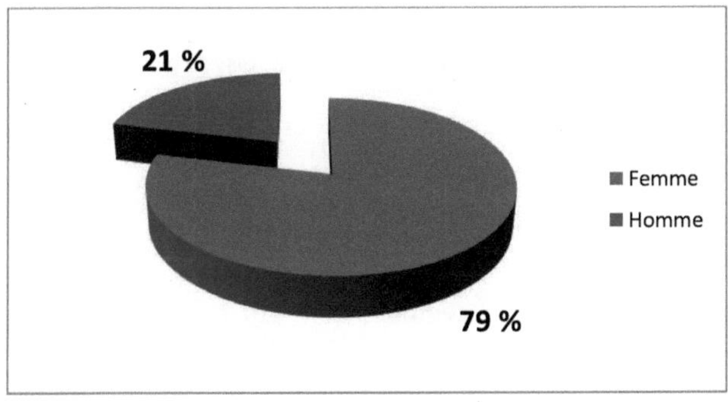

Figura 12: Distribuição por sexo dos nossos pacientes

❖A idade média dos nossos pacientes era de 41 anos com um mínimo de 16 anos e um máximo de 79 anos.

Observou-se um pico de frequência para a faixa etária entre os 21 e 60 anos (84,6% dos doentes).

Quatro pacientes com menos de 20 anos de idade (7,7%) e quatro pacientes com mais de 60 anos de idade tinham uma indicação de capilaroscopia vídeo (Figura 13)

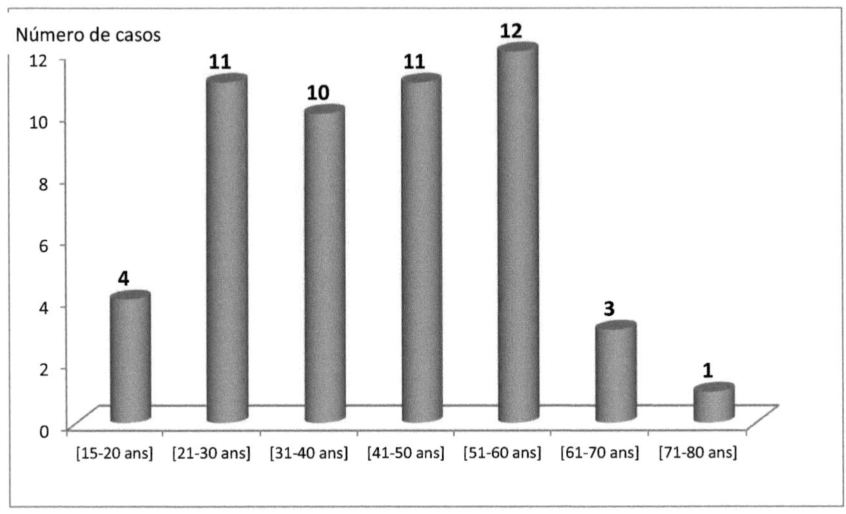

Figura 13: Distribuição etária dos nossos 52 pacientes

A idade média das mulheres (n=41) era de 39,6 $\pm$ 13 (intervalo 17-69 anos). A idade média dos homens (n=11) foi 45,8 $\pm$ 19 (intervalo de 16-79 anos) sem diferença significativa entre os sexos (p=0,39).

❖Nove pacientes foram seguidos por um connectivite: dermatomiosite (DM) em 3 casos, síndrome anti-sintetase (SAS) em 1 caso, esclerodermia sistémica em 2 casos, síndrome de Sjögren em 1 caso. Em 2 casos, foi uma doença do tecido conjuntivo indeterminada.

Os principais antecedentes encontrados nos nossos pacientes estão detalhados no quadro abaixo (Quadro I):

Quadro I: Principais antecedentes médicos e cirúrgicos dos nossos pacientes

Antecedentes	Número de pacientes	Percentagem (%)
O fenómeno de Raynaud (não explorado)	5	9,6
HTA	3	5,7
Diabetes	5	9,6
Dislipidemia	1	1,9
Hipotiroidismo	2	3,8
Acidente vascular encefálico (AVC)	2	3,8
Psoríase	2	3,8
Asma	1	1,9
SPA	1	1,9
RCH	2	3,8
Pericardite recorrente	1	1,9
Doença pulmonar infiltrativa difusa (DIL)	2	3,8
Conectividade	**9**	**17,3**
Dermatomiosite	3	5,7
Síndrome anti-sintetase	1	1,9
Síndrome de Sjögren	1	1,9
Esclerodermia	2	3,8
Conectividade indeterminada	2	3,8

HTA: tensão arterial elevada; AVC: acidente vascular cerebral; APS: espondilite anquilosante; UC: colite ulcerosa; DIP: doença pulmonar infiltrativa difusa;

Foi encontrado fumar em 4 pacientes do sexo masculino.

Dezanove pacientes (36,5%) não estavam a receber qualquer tratamento. Nos restantes 33 pacientes, os principais tratamentos em curso na altura da capilaroscopia estão resumidos no Quadro II :

Quadro II: Principais tratamentos prescritos para os nossos pacientes

Tratamento em curso	*Número de pacientes*	*Percentagem (%)*
Terapia sistémica de corticosteróides	11	21
Drogas antidiabéticas orais (OADs)	3	5,7
Insulinoterapia	1	1,9
Tratamento anti-hipertensivo	3	5,7
Agentes antiplaquetários	4	7,6
Statin	2	3,8
Monotildiem	2	3,8
Inibidores da bomba de prótons (PPIs)	4	7,6
Colchicina	4	7,6
Hidroxicloroquina (Plaquenil)	4	7,6
Metotrexato	3	5,7
Nenhum tratamento	19	36,5

ADO: PPI antidiabético oral: inibidores da bomba de prótons

2. ESTUDO CLÍNICO

2.1 Razões para a hospitalização

Em 58% dos casos (30 pacientes), a suspeita de uma doença do tecido conjuntivo com anticorpos anti-nucleares positivos (ANA) e/ou a avaliação de uma doença conhecida do tecido conjuntivo (9 dos 30 pacientes) foi a primeira razão para a hospitalização e para a realização da capilaroscopia.

O fenómeno de Raynaud foi também motivo de hospitalização em 28 pacientes (54% dos casos).

Um paciente foi internado no hospital com vasculite cerebral associada a acrocianose com NAA positiva.

2.2 O fenómeno de Raynaud

O fenómeno de Raynaud era comum no nosso estudo, encontrado no interrogatório e/ou exame clínico em 28 pacientes (54% dos casos): 4 homens

(14%) e 24 mulheres (86%) com uma idade média de 37 anos (extremos de 19 e 58 anos).

A duração média do fenómeno de Raynaud foi de 21 meses (1 mês a 120 meses) (Figura 14).

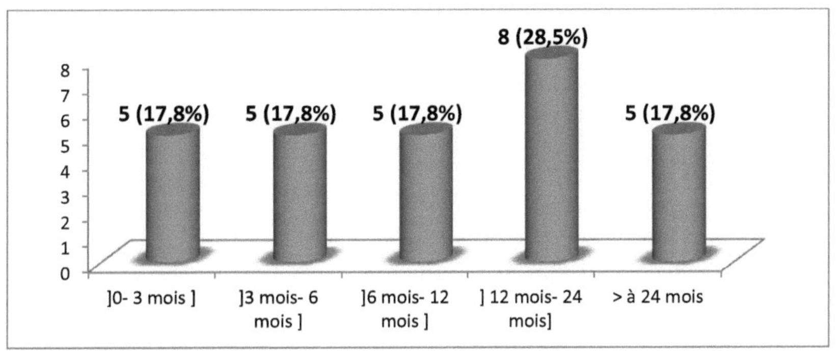

Figura 14: Curso temporal em meses do fenómeno de Raynaud em 28 pacientes

O fenómeno de Raynaud afectou as mãos em 20 casos, os pés em 2 casos e todos os 4 membros em 6 casos. Foi unilateral em 3 casos e bilateral em 25 casos. A fase sincopal foi encontrada na maioria dos pacientes (25 casos ou 89%). As fases cianíaca e eritema foram encontradas em 21 (75%) e 20 (71%) casos respectivamente. O fenómeno de Raynaud foi complicado pela isquemia digital em 4 pacientes (14%).

O teste a frio foi realizado em 11 pacientes, e foi positivo em 4 casos.

2.3 Manifestações da pele

As manifestações cutâneas, mostradas no Quadro III, foram relativamente frequentes no nosso estudo (22 pacientes ou 42,3% dos casos). Foram esclerose cutânea em 8 casos, distúrbios de pigmentação em 13 casos, eritema em 15 casos, presença de um sinal de manicure em 6 pacientes. Foram observadas ulcerações digitais em 7 pacientes e foram encontrados sinais de isquemia digital em 4 pacientes. A fotossensibilidade esteve presente em 4 pacientes da nossa série.

Quadro III: Principais manifestações cutâneas encontradas nos nossos pacientes

	Número de casos entre 52	Percentagem (%)
eritema da pele	15	28,8
Esclerose cutânea	8	15,3
Pigmentação	13	25
Sinal da manicura	6	11,5
Fotosensibilidade	4	7,6
Ulcerações digitais	7	13,4
Isquémia digital	4	7,6
Telangiectasias	2	3,8

2.4 Manifestações músculo-esqueléticas

Foram relatadas mialgias espontâneas e/ou provocadas por 12 doentes (23%). Ao exame, foi encontrado um défice muscular em 8 doentes (15,3%).

Arthralgia estava presente em 19 pacientes (36,5% dos casos). A artrite e/ou sinovite esteve presente em 6 doentes (11,5%).

O aparecimento de dedos enrolados foi notado em 7 pacientes (13,4%).

2.5 Manifestações pulmonares

Na nossa série, o envolvimento pulmonar foi encontrado em 15 doentes (28,8%).

2.6 Outros eventos

Sinais gerais com febre e perda de peso estavam presentes em apenas 1 paciente.

O envolvimento digestivo como a epigastralgia e/ou a doença do refluxo gastroesofágico (DRGE) esteve presente em 8 pacientes.

Os danos oculares, como a síndrome do olho seco, foram diagnosticados por exame oftalmológico em 6 pacientes.

A síndrome da boca seca com xerostomia foi observada em 7 casos.

3- DADOS BIOLÓGICOS

3.1 Avaliação Inflamatória

Foi encontrada uma síndrome inflamatória biológica (definida por uma SV acelerada e um PCR positivo) em 4 dos nossos pacientes (7,6%).

3.2 Hemograma

❖ O hemograma foi realizado rotineiramente em todos os pacientes.

❖ A anemia (nível de hemoglobina < 12 g/dl) esteve presente em 13 doentes (25%).

❖ A leucopenia esteve presente em 4 doentes e a linfopenia em 3 doentes.

❖ A trombocitopenia foi notada num caso.

3.3 Electroforese de proteínas séricas

Todos os doentes foram submetidos ao soro EPP. Foi encontrada hipergamaglobulinemia policlonal em 5 dos nossos doentes.

3.4 O controlo do fígado

Os testes de função hepática foram realizados em 41 pacientes e foram normais em 34 casos. Mostrou citólise em 7 casos.

3.5 Enzimas musculares

A mielólise biológica foi encontrada em 8 dos nossos pacientes.

3.6 A avaliação imunológica

3.6.1 Anticorpos anti-nucleares

O NAA foi realizado em 41 pacientes (78,8% da série). As ANA foram positivas em 35 casos (85,3%) e negativas em 6 casos (14,7%). A positividade das NAA foi observada em 28 pacientes do sexo feminino e 7 do masculino com uma diferença significativa entre os sexos (p=0,013). A distribuição dos pacientes testados para NAA é mostrada na figura seguinte (Figura 15).

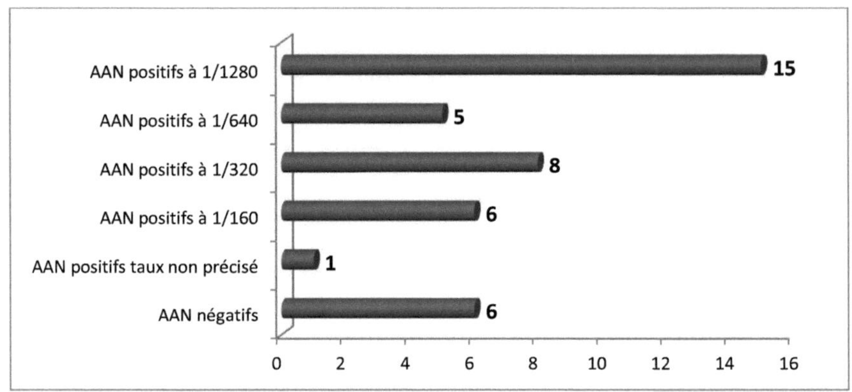

Figura 15: **Distribuição dos 41 pacientes que receberam testes de NAA**

Relativamente à especificidade antigénica destes anticorpos (quadro IV): os anti-centrómeros foram positivos em 6 casos e os anti-SSA foram positivos em 6 casos. O anti-Ro52 foi encontrado em 5 doentes. Anti-Scl 70, anti-PM Scl e anti-RNP foram positivos em 4 casos respectivamente. Anti-Sm foi positivo em 3 casos e anti-Jo1 foi positivo em 2 pacientes. O anti-DNA foi encontrado num paciente. Um doente hospitalizado para dermatomiosite tinha autoanticorpos anti-MDA5 específicos positivos. A tipagem de NAA foi negativa em 5 doentes.

Quadro IV: **Características imunológicas dos 41 pacientes testados para ANA**

AAN		Número de pacientes	Percentagem
NAAs Positivas		35	85,3
	Dactilografia positiva	30	73,1
	Anti-centrómero	6	14,6

Anti-SSA	6	14,6
Anti-Scl70	4	9,7
Anti-Sm	3	7,3
Anti-PM-Scl	4	9,7
Anti-Ro52	2	4,8
Anti-RNP	2	4,8
Anti-Jo1	2	4,8
Anti-DNA	1	2,4
Anti-MDA5	1	2,4
Dactilografia negativa	5	12,1
NAAs Negativas	6	14,6

3.6.2. Outros testes imunológicos

❖ O factor reumatóide (RF) foi solicitado em 17 pacientes. Foi positivo em 3 casos.

❖ Os anticorpos anti-citrullinated peptide anti-CCP foram solicitados em 10 casos e foram positivos em 2 doentes.

❖ A crioglobulina foi testada em 13 pacientes, e foi positiva em apenas 1 caso, de tipo misto.

❖ Os anticorpos anti-cardiolipina (LCA) foram testados em 21 doentes. Foram positivos em 4 casos (19%) e negativos em 17 casos (81%).

❖ O anticoagulante circulatório do tipo lúpus (CCA) foi positivo em 1 de 10 doentes testados.

❖ Foram solicitados anticorpos anti-neutrófilos citoplasmáticos (ANCA) em 21 doentes. Foram positivos em 1 caso.

❖ Determinações complementares (facções C3 e C4) foram realizadas em 17 pacientes. Foi normal em todos os casos.

4- DADOS DE CAPILAROSCOPIA PERI-UNGUAL

4.1. Indicações para capilaroscopia

As indicações para a realização da capilaroscopia vídeo foram dominadas pela suspeita e/ou avaliação de uma doença do tecido conjuntivo com NAAs positivas em 30 casos (58%) e/ou pela presença do fenómeno de Raynaud em 28 casos (54%).A capilaroscopia foi realizada como parte de um seguimento de uma doença do tecido conjuntivo em 9 pacientes: dermatomiosite em 3 casos, síndrome anti-sintetase em 1 caso, esclerodermia sistémica em 2 casos, síndrome de Sjögren em 1 caso. Em 2 casos, foi uma doença do tecido conjuntivo indeterminada.

Quadro V: As principais indicações para a capilaroscopia na nossa série

Indicação	*Número de pacientes*	*Percentagem (%)*
Suspeita de connectivite e/ou avaliação de connectivite	30	57,6
Suspeita de connectivite	21	40,3
Avaliação do seguimento da conectividade	9	17,3
O fenómeno de Raynaud	28	54
Fenómeno Isolado de Raynaud	18	34,6
O fenómeno de Raynaud com NAA positiva	7	13,4
O fenómeno de Raynaud com NAA e PID positivos	1	1,9
O fenómeno de Raynaud associado à síndrome da seca	1	1,9
O fenómeno de Raynaud associado à poliartrite	1	1,9
Acrocianose com NAA positiva	1	1,9

DIP: pneumonite infiltrativa difusa

4.2. Limitações à realização do exame

Foi encontrada uma limitação moderada à capilaroscopia em 10 pacientes (19%), distribuída da seguinte forma (Figura 16): 3 casos de isquemia digital, 2 casos de onicomicose, 2 casos de pele escura, 1 paciente com alguns dedos traumatizados, 1 caso de esmalte de unhas e 1 caso de eritema periungual. Para os restantes 42 doentes, o exame foi realizado sem limitações.

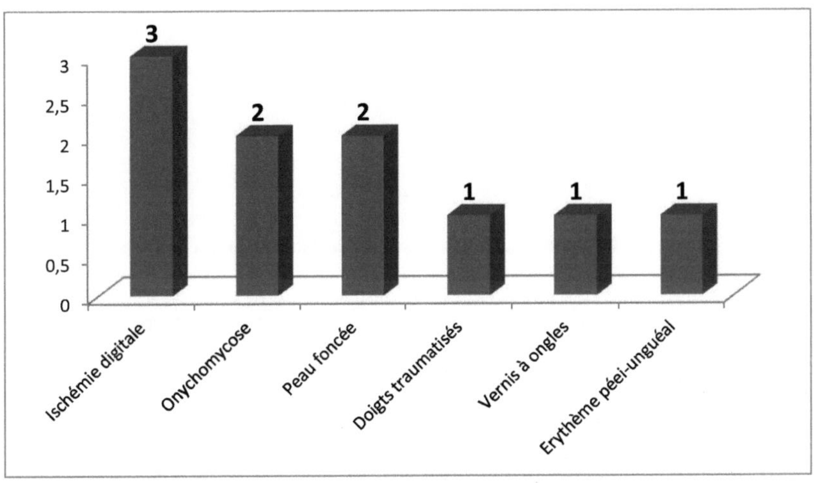

Figura 16: Limitações na realização da capilaroscopia em 10 pacientes

4.3. Aspectos capilaroscópicos

A capilaroscopia foi normal em 10 casos (19%). A má legibilidade foi observada em 2 casos (4%).

A capilaroscopia anormal foi encontrada em 76,9% dos pacientes (40 pacientes). Alterações capilaroscópicas específicas da ScS, tais como microangiopatia orgânica, foram encontradas em 31% dos pacientes (16 casos). Foi encontrada distrofia específica em 24 casos (46%), um dos quais era consistente com dermatomiosite (DM) e um com esclerodermia localizada.

4.3.1 Densidade capilar

A densidade capilar era normal em 33 pacientes da nossa série. Dezanove pacientes (36,5%) tinham reduzido a densidade capilar (número de capilares < 9/mm) (Figura 17). (Figura 17).

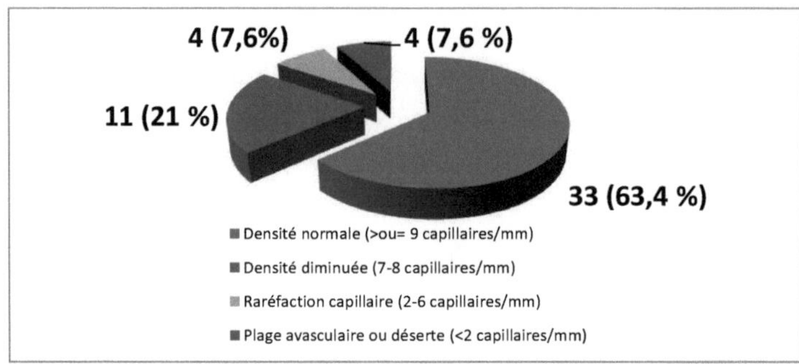

Figura 17: **Distribuição da densidade do cabelo nos nossos pacientes**

Observou-se uma diminuição do número de capilares (número de capilares entre 7 e 8/mm) em 11 casos (21%) e uma rarefacção (número de capilares entre 2 e 6/mm) em 4 casos (7,6%) (Figura 18). Uma mancha deserta ou avascular foi visualizada em 4 pacientes (7,6%) (Figura 19).

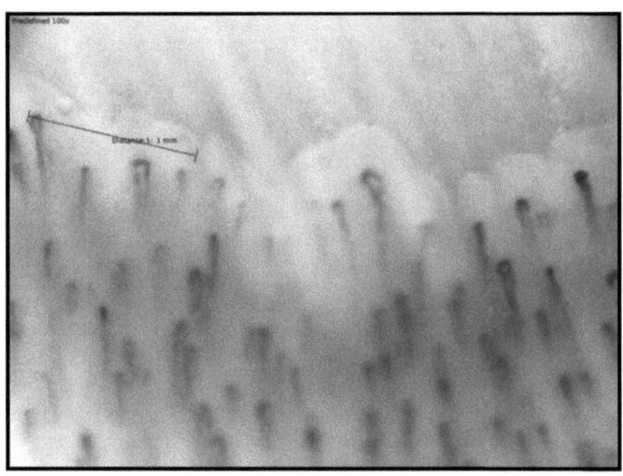

Figura 18: **Aspecto de rarefacção com uma densidade capilar de 4/mm (padrão de ensaio vermelho de 1 mm de comprimento). (ampliação x100) ***

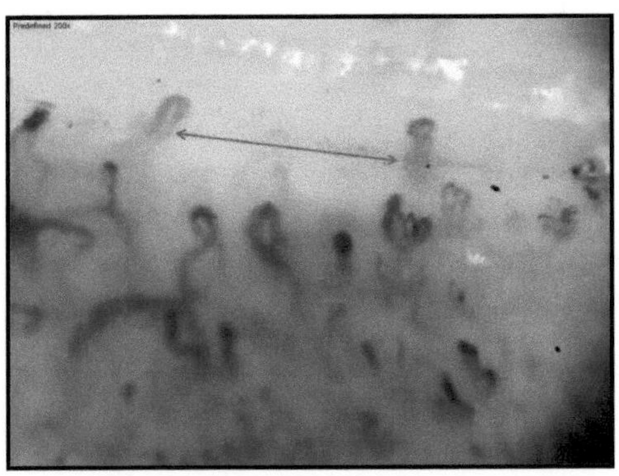

Figura 19: Área avascular ou deserta: área com menos de 2 capilares/mm (padrão de teste verde de 1 mm de comprimento) (ampliação x200) *

4.3.2 Morfologia capilar

A distrofia capilar menor estava presente em 12 casos (23%) (Figura 20), enquanto a distrofia capilar maior estava presente em 28 pacientes (54%) (Figuras 21 e 22).

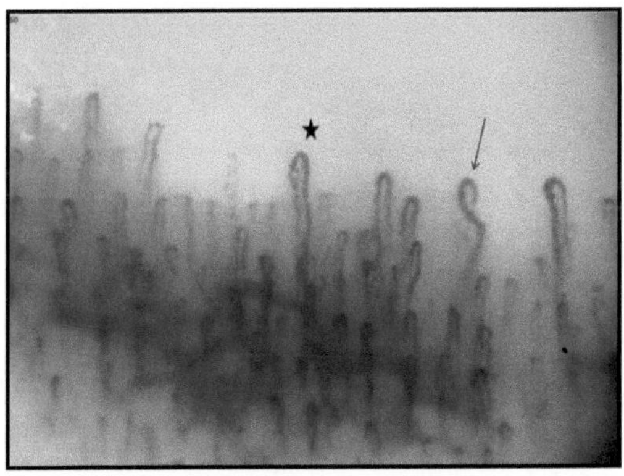

Figura 20: Distrofia menor: laço crenelado (seta); papilas dérmicas claramente visíveis (auréola clara acima dos laços capilares) (estrela preta). (ampliação X50) *

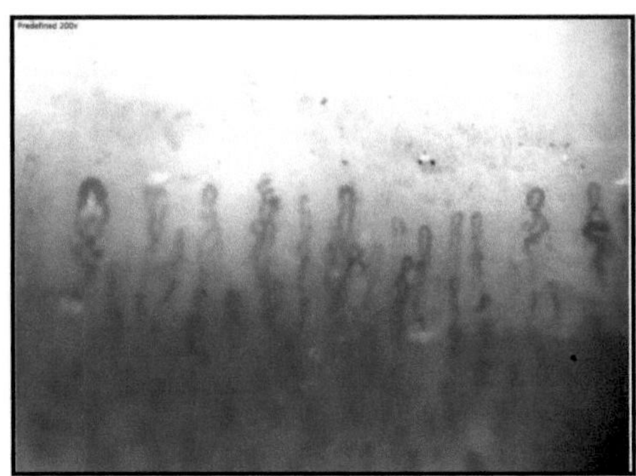

Figura 21: **Aparência de grande distrofia com várias anomalias de forma capilar >15% (ampliação X200) ***

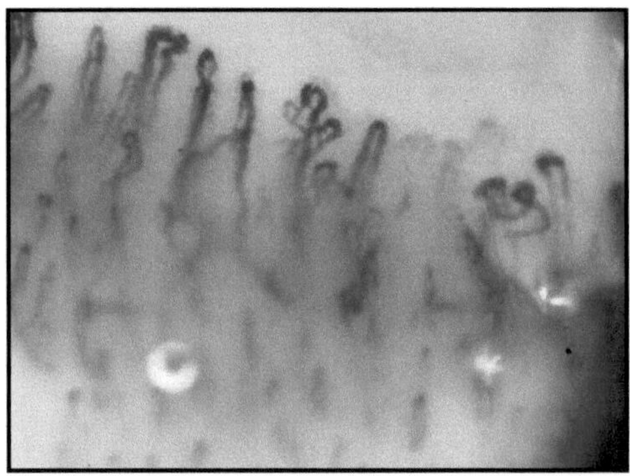

Figura 22: **Aparência de grande distrofia com várias anomalias de forma capilar >15%.**

Foram observadas várias anomalias importantes associadas à distrofia capilar importante:

- ❖ Distrofia com dilatação homogénea do laço capilar (20-30µ m) esteve presente em 29 casos (56%) (Figura 23).

- ❖ Megacapilares com a presença de loops distróficos e irregulares com um diâmetro superior a 50µ m foram visualizados em 14 casos (27%) (Figuras 24, 25 e 26).

- ❖ Capilares regressivos com encurtamento anormal do diâmetro capilar para 1 ou 2µ m associados à ausência de fluxo sanguíneo foram observados em 14 casos (27%).

❖ Foram encontrados capilares ramificados em 27% dos pacientes (14 casos). A ramificação anárquica de capilares finos desorganizados esteve presente em 6 casos (11,5%). (Figuras 27, 28, 29 e 30).

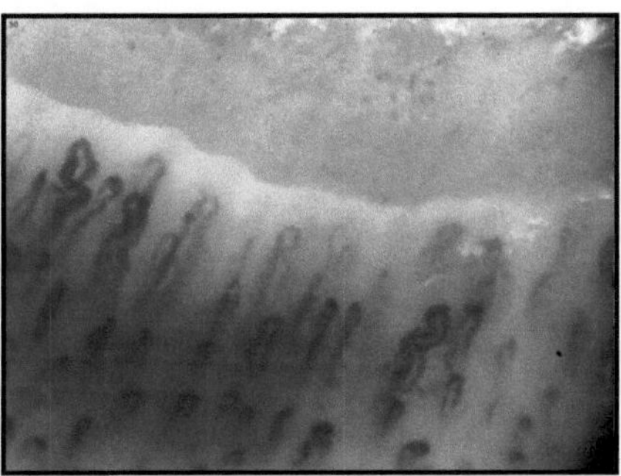

Figura 23: **Distrofia com dilatação homogénea do laço capilar (ampliação X50) ***

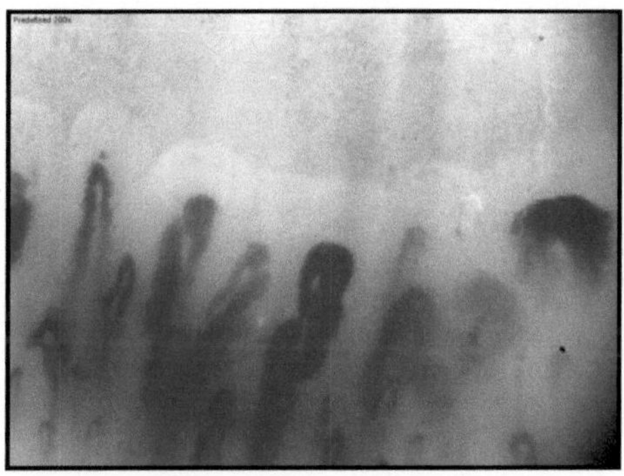

Figura 24: **Numerosos capilares dilatados com a presença de um megacapilar (ampliação X200) ***

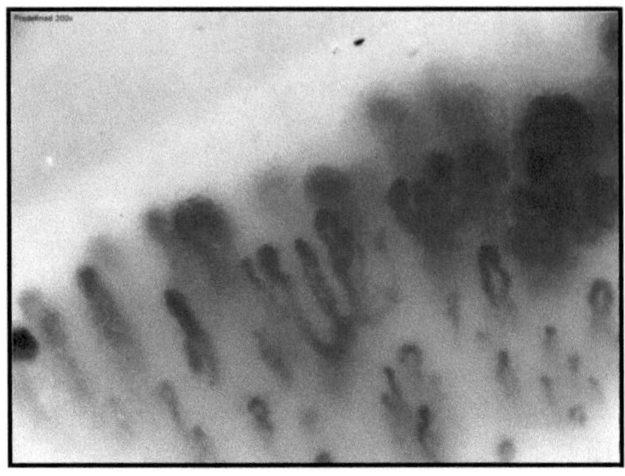

Figura 25: Aparecimento de numerosos megacapilares com edema peri-capilar (ampliação X200) *

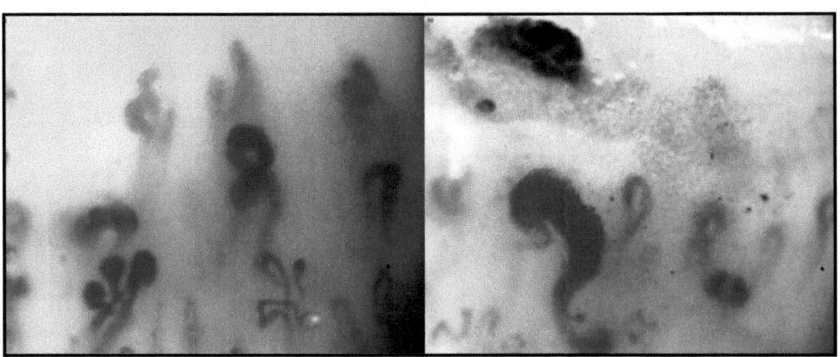

Figura 26: Aparecimento de megacapilares irregulares com dilatações aneurismáticas

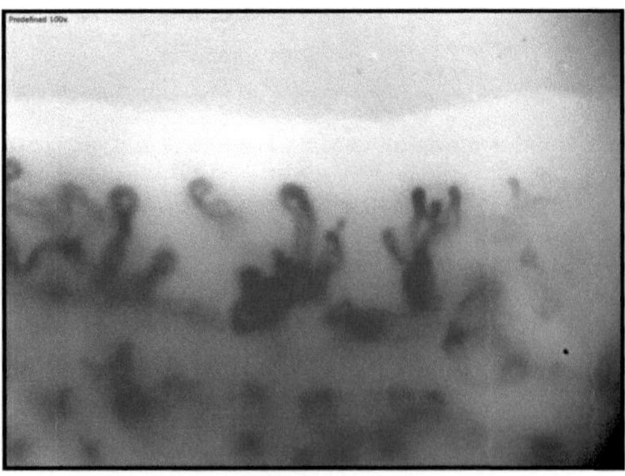

Figura 27: Vários capilares ramificados, em folhas de samambaia, mostrando neo-angiogénese (Ampliação X100) *

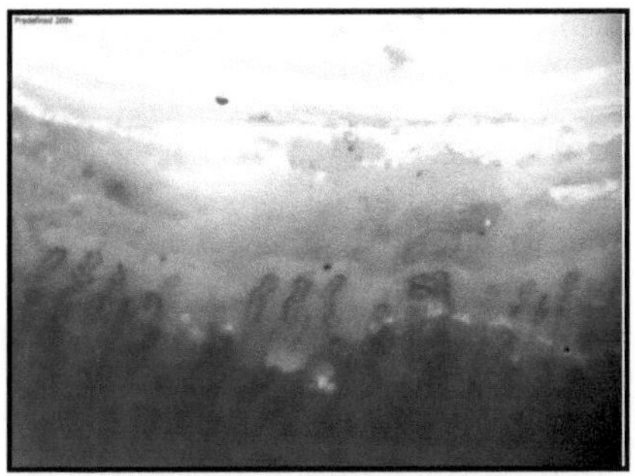

Figura 28: **Várias tortuosidades capilares com a presença de uma bola de lã (ampliação X200) ***

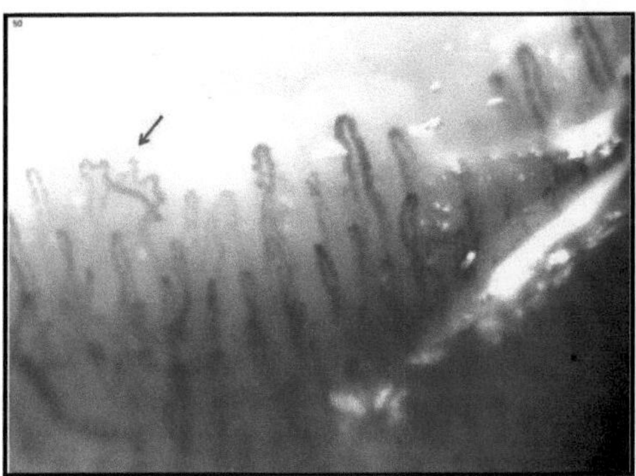

Figura 29: Capilares ocupados (ampliação X50*)*

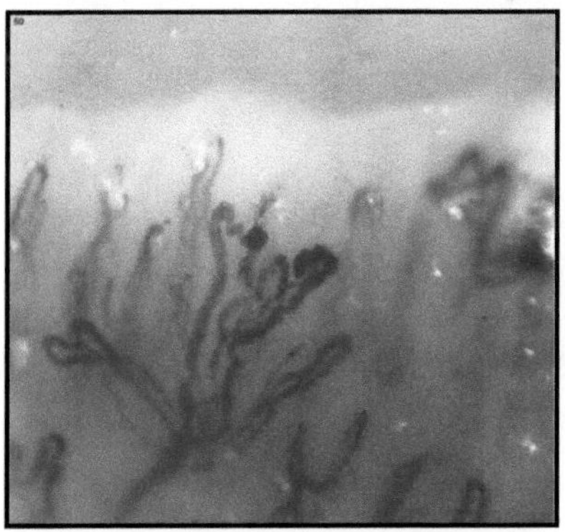

Figura 30: Distrofia maior com capilares arbustivos (ampliação X50) *

❖ O alongamento capilar foi notado em 3 casos (6%) e a presença de microaneurismas foi notada em apenas 1 caso (2%)

4.3.3 Distribuição de enseadas capilares

Foi encontrada uma desorganização arquitectónica em 6 casos (11,5%).

4.3.4 Espaços peri-capilares

❖ A anomalia do espaço peri-capilar esteve presente em 26 casos (50%).

❖ Foi hemorrágica em 22 casos: a presença de hemorragias migratórias do topo dos capilares, num padrão empilhado, foi observada em 16 casos (Figuras 31, 32 e 33), foi hemorrágica traumática em 6 casos (Figura 34).

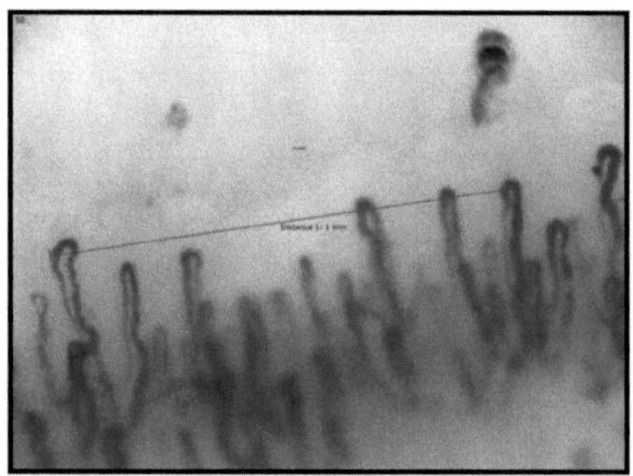

Figura 31: **Rarefacção capilar com dilatações capilares e presença de hemorragia em pilhas de placas (ampliação de 50X) ***

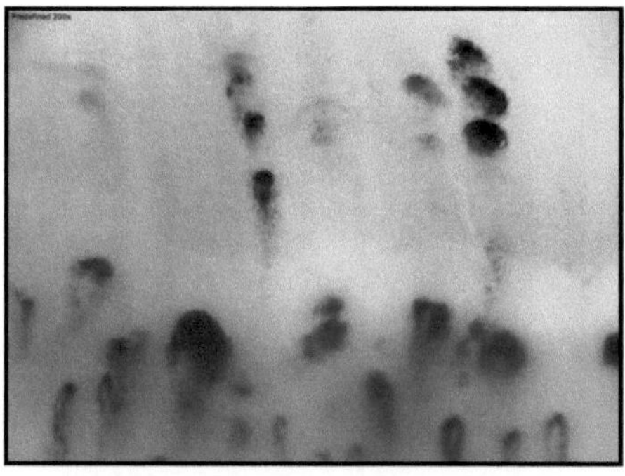

Figura 32: Hemorragia em pilhas de placas com megacapilares durante o DM (ampliação X200) *

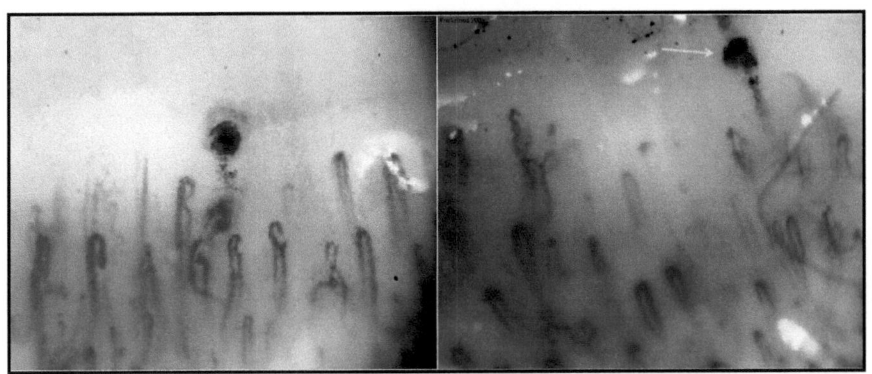

Figura 33: Aspecto da hemorragia durante uma DM *

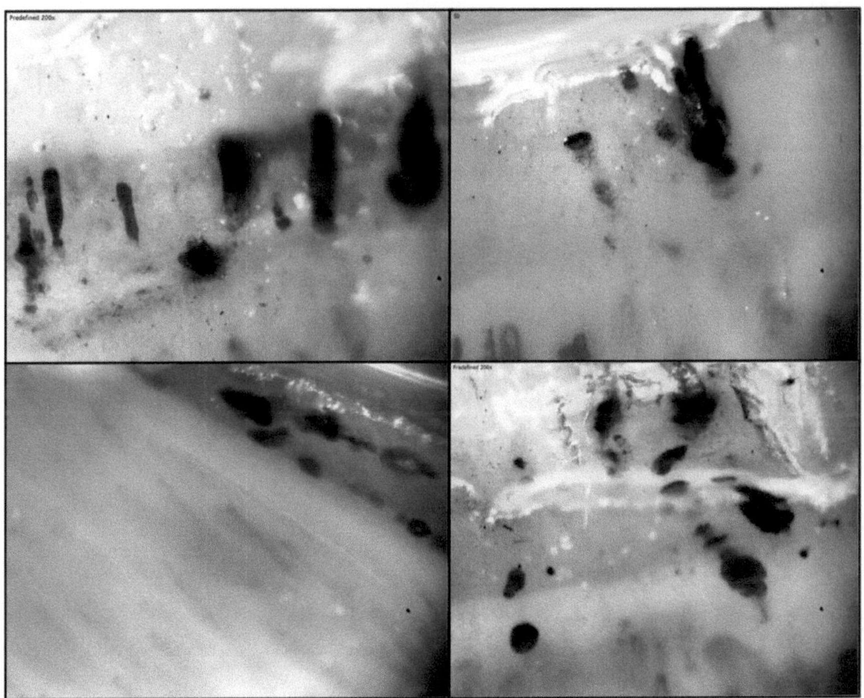

Figura 34: **Diferentes aspectos da hemorragia pós-traumática da folha.**

❖ O edema dos espaços pericapilares causadores de embaçamento foi visualizado em 4 casos (Figura 35). Não foram observados casos de exsudado.

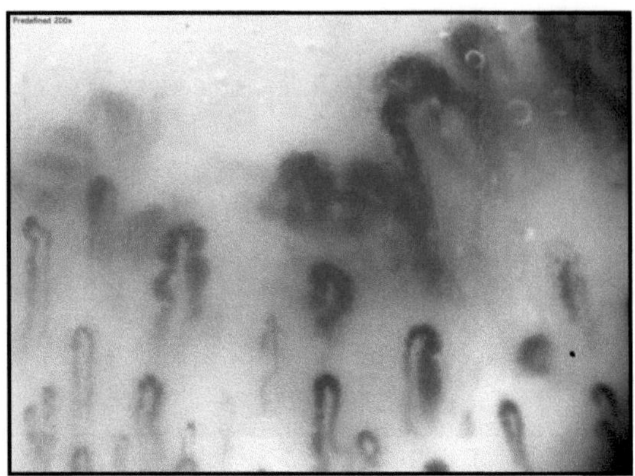

Figura 35: **Edema dos espaços peri-capilares causando uma aparência desfocada (ampliação de 200X)*.**

4.3.5 Tonalidade e cor de fundo

A cor de fundo era normal na maioria dos casos (42 casos). Foi observada uma tonalidade pálida em 9 casos e uma tonalidade escura em 1 caso (Figura 36).

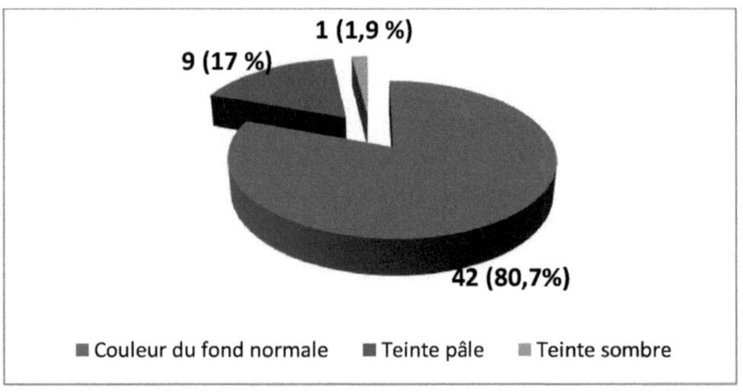

Figura 36: **Cor de fundo nos nossos pacientes**

❖ Os principais aspectos da videocapilaroscopia encontrados nos nossos pacientes são relatados no Quadro VI.

Quadro VI: Dados capilaroscópicos para os 52 pacientes da nossa série

Aspectos capilaroscópicos	Número (%) dos 52 pacientes
Capilaroscopia anormal	40 (76,9%)
Redução da densidade	19 (36,5%)
Distrofia capilar menor	12 (23 %)
Distrofia capilar maior	28 (54%)
Dilatação capilar	29 casos (56%)
Microangiopatia orgânica	16 (30,7%)
Megacapilares	14 (27%)
Capilares ramificados	14 (27%)
Alongamento do cabelo	3 (5,7%)
Microaneurismas	1 (1,9%)
Áreas avasculares	4 (7,7%)
Hemorragia	22 (42,3%)
Edema de Peri-capilar	4 (7,7%)
Desorganização	6 (11,5%)

❖ A capilaroscopia anormal foi encontrada em 76,9% dos pacientes (40 pacientes). Alterações capilaroscópicas específicas da ScS, tais como microangiopatia orgânica, foram encontradas em 31% dos pacientes (16 casos). Foi encontrada distrofia específica em 24 casos (46%), um dos quais era consistente com dermatomiosite e um com esclerodermia localizada.

4.4 Estudo analítico: influência do género

Na nossa série, houve uma predominância de mulheres com uma idade média na altura da capilaroscopia de 39,6 anos ±13 nas mulheres e 45,8 anos ±19 nos homens sem diferença significativa entre os sexos (p=0,39) (Quadro VII).Não foram encontradas correlações entre o sexo dos pacientes e as anomalias capilaroscópicas.

Imunologicamente, os NAAs foram encontrados com mais frequência e significativamente nas mulheres.

Quadro VII: Influência do género nos dados da capilaroscopia

	Género feminino	Género masculino	p
	n=41	*n=11*	
Idade (média ± desvio padrão)	39,6+13	45,8+19	0,39
Redução da densidade (n=19)	15	4	0,67
Praias Avasculares (n=4)	4	0	0,67
Distrofias menores (n=12)	9	3	0,67
Distrofias principais (n=28)	23	5	0,67
Ramos capilares (n=14)	11	3	0,63
Dilatações capilares (n=14)	11	3	0,65
Desorganização arquitectónica (n=6)	5	1	0,55
Hemorragias (n=22)	16	6	0,34
Edema (n=4)	4	0	0,35
NAA positivo (n=35)	31	4	**0,013**

5. RESULTADOS DO INQUÉRITO ETIOLÓGICO

No final da nossa análise clínica, imunológica e capilaroscópica, concluímos que a esclerodermia em 8 casos, a miopatia inflamatória em 11 casos (incluindo 7 casos de dermatomiosite, 1 caso de dermatomiosite amioplásica, 1 caso de polimiosite, 1 caso de síndrome anti-sintetase e 1 caso de DM com anticorpos anti-MDA5 específicos), O fenómeno de Raynaud em 22 casos, lúpus eritematoso sistémico em 1 caso, síndrome de Sjögren em 1 caso, acrocianose em 1 caso, esclerose cutânea em 1 caso e doença pulmonar infiltrativa difusa com NAAs positivas em 2 casos.

O diagnóstico da síndrome de Sharp foi retido em 1 caso, de uma doença indeterminada do tecido conjuntivo em 2 casos e da síndrome de Shulman em 1 caso. Não foi possível identificar a etiologia num homem hospitalizado por artralgia difusa e mialgia.

A capilaroscopia mostrou que um paciente de 23 anos com síndrome de Sharp tinha uma distrofia importante com capilares dilatados sem megacapilares e a presença de hemorragia.

Três grupos de pacientes foram definidos e estudados de acordo com as patologias subjacentes mais frequentes:

- ❖ *grupo 1:* sujeitos com o fenómeno de Raynaud
- ❖ *grupo 2:* sujeitos com esclerodermia sistémica
- ❖ *grupo 3:* sujeitos com miopatia inflamatória

5.1. Grupo de doentes com o fenómeno de Raynaud

O diagnóstico final do fenómeno de Raynaud (isolado ou com ANA positiva mas sem tecido conjuntivo associado) foi feito em 22 pacientes: 4 homens e 18 mulheres. A idade média foi de 36,23 anos, com um mínimo de 19 anos e um máximo de 79 anos. As ANA foram positivas em 8 pacientes (tipo anticentrómero: 1 caso, anti-Jo1: 1 caso, anti-PM-Scl: 1 caso; a dactilografia foi negativa em 5 casos). A capilaroscopia foi normal em 5 pacientes. Concluiu-se que 15 pacientes tinham uma distrofia específica e 2 tinham uma distrofia importante. (Figuras 37, 38 e 39).

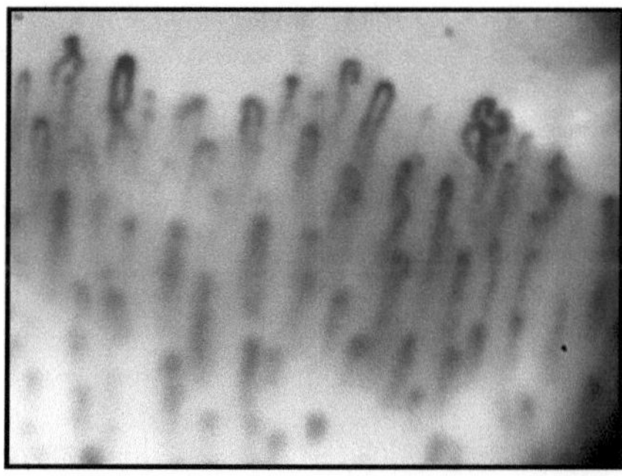

Figura 37: Aspecto da distrofia específica numa paciente feminina de 56 anos com fenómeno bilateral de Raynaud durante 2 anos (ampliação X50)*.

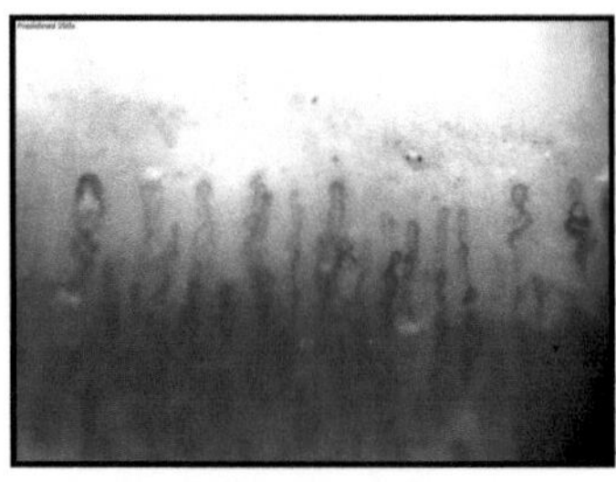

Figura 38: **Aparecimento de grande distrofia numa doente de 22 anos de idade com fenómeno bilateral de Raynaud com NAAs negativos que requerem monitorização (ampliação X200)*.**

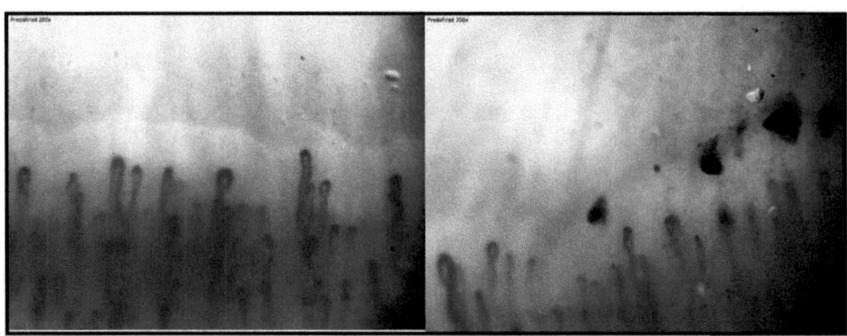

Figura 39: **Aspecto específico da distrofia num homem diabético de 62 anos de idade com fenómeno bilateral de Raynaud com NAAs positivos e especificidade antigénica (ampliação X200)*.**

Quadro VIII: **Dados capilaroscópicos observados nos 22 doentes diagnosticados com o fenómeno de Raynaud**

Anomalias	*Número (=22)*
Capilaroscopia normal	5
Distrofia específica	15
Distrofia principal	2
Redução da densidade	6
Capilares ramificados	4
Capilares dilatados	12
Megacapilares	0
Hemorragia	7
Desorganização arquitectónica	1
Oedema	1
Tonalidade pálida	3

5.2 Grupo de pacientes com esclerodermia sistémica

Oito mulheres tinham esclerodermia, com uma idade média de 45,6 ± 9 anos (mínimo 35 anos e máximo 57 anos).

As indicações para capilaroscopia foram uma suspeita de esclerodermia em 5 casos, como parte do acompanhamento da esclerodermia em 2 casos (um dos quais tinha lesões isquémicas dos dedos) e como parte da avaliação etiológica do fenómeno de Raynaud com NAAs positivas num caso. As explorações imunológicas e capilaroscópicas permitiram o diagnóstico da esclerodermia em 6 pacientes com uma boa sensibilidade (83%). As principais anomalias observadas estão resumidas no quadro seguinte (Quadro IX):

Quadro IX: **Anomalias capilaroscópicas observadas nos 8 pacientes com o diagnóstico de esclerodermia**

Anomalias	*Número (=8)*
Paisagem de esclerodermia	7
Distrofia específica	1
Redução da densidade	5
Distrofia principal	7
Capilares ramificados	2
Capilares dilatados	4
Megacapilares	5
Capilares regressivos	2
Alongamento do cabelo	1
Hemorragia	5
Desorganização arquitectónica	3
Oedema	1
Tonalidade pálida	4
Praias Avasculares	3
Exsudado	0
Microaneurismas	0

Cinco pacientes tinham uma densidade capilar anormal (62,5%). Foi observada uma redução com uma contagem capilar inferior a 9 capilares/mm em

1 caso e uma redução com uma contagem capilar inferior a 7/mm foi observada em 1 caso. Uma anomalia de densidade tipo praia deserta estava presente em 3 casos.

Foi observada uma grande distrofia capilar em 7 casos. Megacapilares foram visualizados em 5 pacientes.

Em conclusão, a paisagem de esclerodermia consistente com a esclerodermia foi observada em 7 casos: 6 casos de esclerodermia sistémica e 1 caso de esclerodermia precoce. Os pacientes com esclerodermia sistémica foram classificados de acordo com as 3 fases de Cutolo: fase inicial em 1 caso (Figura 40), fase activa em 3 casos (Figura 41) e fase tardia em 3 casos (Figura 42).

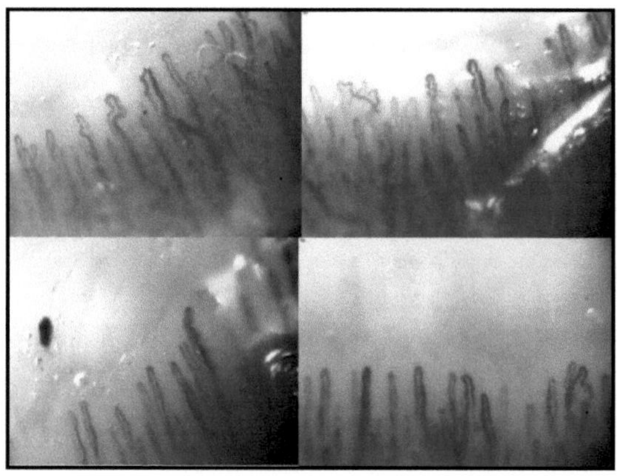

Figura 40: **Padrão de esclerodermia precoce numa paciente feminina de 36 anos de idade com esclerodermia sistémica *.**

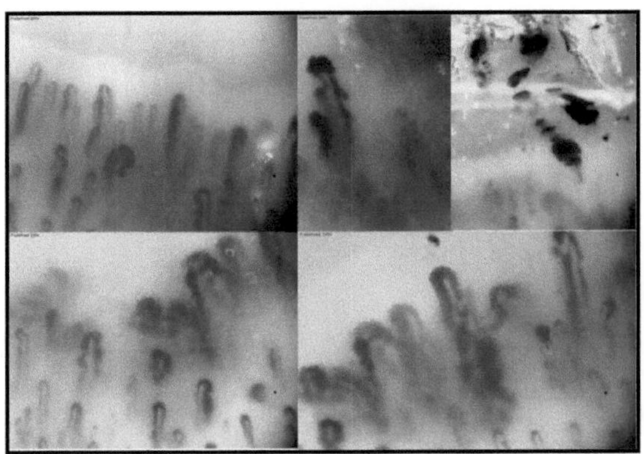

Figura 41: **Padrão de esclerodermia activa numa paciente feminina de 45 anos com esclerodermia sistémica na nossa *série*.***

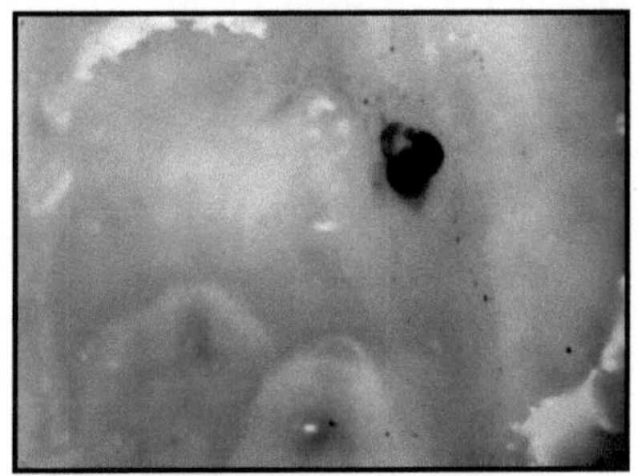

Figura 42: **Padrão de esclerodermia em fase avançada numa paciente feminina de 36 anos de idade com esclerodermia sistémica ***

Foi observada uma distrofia capilar específica (Figura 43) num paciente com esclerodermia localizada com capilares dilatados sem megacapilares. Não houve ramificação ou regressão dos capilares, e a hemorragia foi visualizada sem evidência de edema ou exsudado. A cor e a organização arquitectónica eram normais.

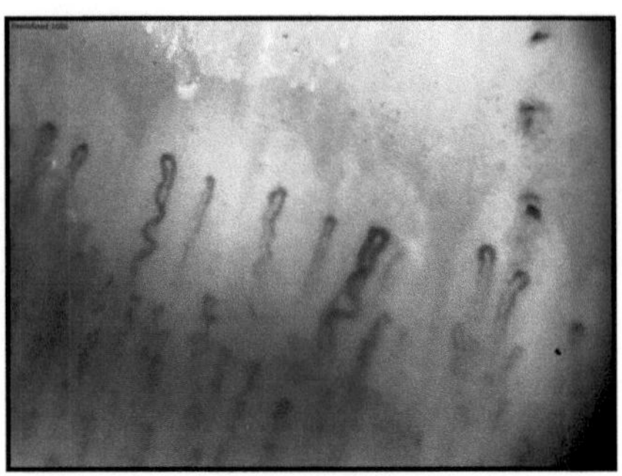

Figura 43: **Aspecto da distrofia específica numa paciente feminina de 37 anos de idade com esclerodermia localizada ***

5.3 Grupo de pacientes com miopatia inflamatória

O diagnóstico de miopatia inflamatória idiopática foi retido em 11 doentes: dermatomiosite em 7 casos, dermatomiosite amiofática em 1 caso, polimiosite em 1 caso, síndrome anti-sintetase em 1 caso e DM com anticorpos específicos anti-MDA5 em 1 caso. Este diagnóstico já foi estabelecido em 4 casos (DM em 3 casos, e SAS em 1), e a capilaroscopia foi realizada como parte do acompanhamento destes doentes.

A idade média destes doentes era de 43 anos (mínimo 16 anos e máximo 58 anos), 6 eram mulheres (55%) e 5 eram homens (45%).

Todos estes pacientes tinham doença activa, e a capilaroscopia foi realizada na fase inicial e contribuiu assim para o diagnóstico ou no decurso do surto da doença, reforçando o caso de doença activa. A capilaroscopia foi normal em dois pacientes com dermatomiosite. A distrofia capilar específica consistente com a dermatomiosite foi observada em 1 caso. Foi observada uma microangiopatia orgânica específica em 8 pacientes com a presença de megacapilares (Figuras 44, 45 e 46)

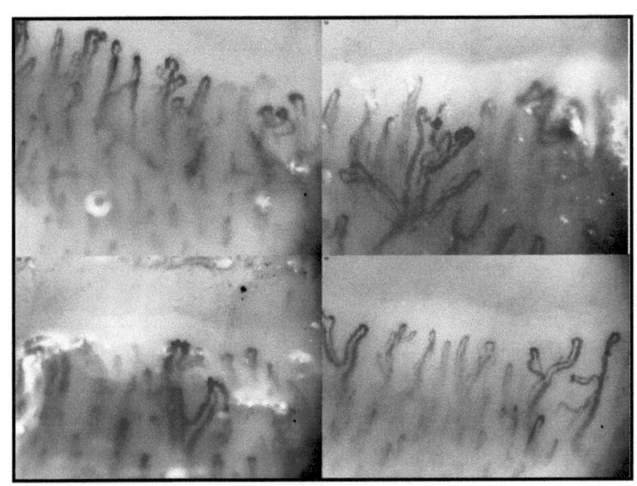

Figura 44: Aparecimento de microangiopatia orgânica numa paciente feminina de 21 anos com dermatomiosite *

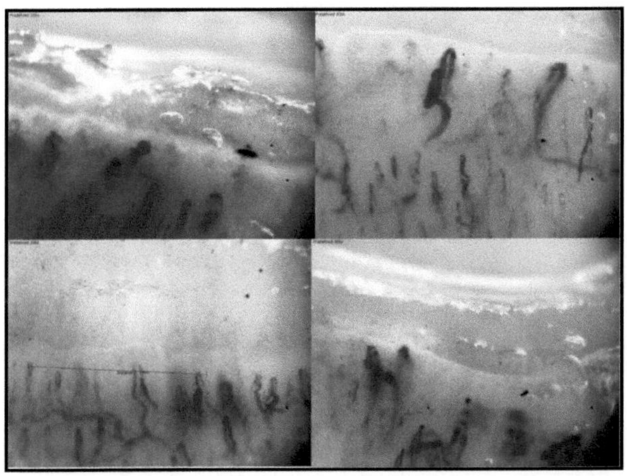

Figura 45: Aparecimento de microangiopatia orgânica (densidade reduzida, dilatações capilares e neoangiogénese) num homem de 52 anos de idade com anti-MDA5 DM

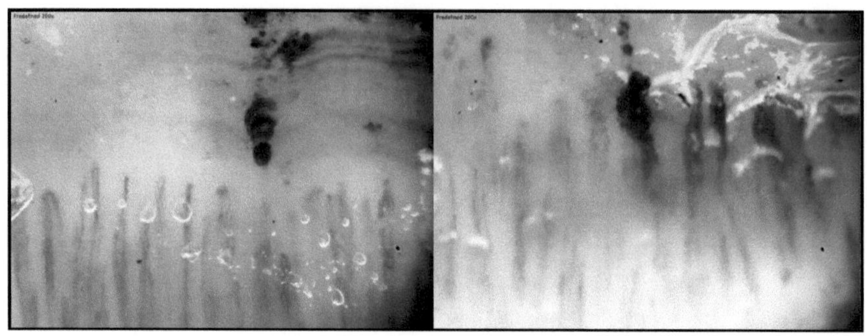

Figura 46: **Aspecto capilaroscópico com hemorragias múltiplas numa mulher de 34 anos com DM**

Foi observada uma anomalia de densidade do tipo redução com um número de capilares/mm inferior a 9 em 1 caso e um número de capilares/mm inferior a 7 em 2 casos. Foi notada uma desorganização arquitectónica em 1 caso. A anomalia do espaço pericapilar estava presente como hemorragia em 7 casos e oedema em 1 caso. Nenhum exsudado foi notado. A cor de fundo era normal em todos os casos.

As principais anomalias observadas estão resumidas no Quadro X.

Quadro X: **Anormalidades capilares observadas nos 11 pacientes com o diagnóstico de miopatia inflamatória**

Anomalias	*Número (=11)*
Anomalias de densidade	3
Distrofia menor	3
Distrofia principal	3
Capilares ramificados	6
Capilares dilatados	7
Megacapilares	8
Alongamento do cabelo	1
Hemorragia	7
Desorganização arquitectónica	1
Microaneurismas	1

5.4. Comparação entre o fenómeno de Raynaud, esclerodermia e grupos de Miopatia Inflamatória

Foi realizada uma análise comparativa adicional para os 3 grupos mais frequentes. Não foram encontradas diferenças estatisticamente significativas, excepto no que diz respeito à redução da densidade e à presença de megacapilares. As percentagens de megacapilares foram diferentes entre os diferentes subgrupos ($p = 0,003$). Os megacapilares foram mais frequentes no grupo DM (72,7%) e no grupo escleroderma (62,5%) e ausentes no grupo do fenómeno de Raynaud (0%). A frequência da redução da densidade e das áreas avasculares foi maior nos doentes com esclerodermia (100%) do que nos doentes com DM (27,2%) e fenómeno de Raynaud (27,2%) com uma diferença significativa (p=0,035).

Para cada uma das variáveis, ramificação, dilatação, hemorragia, e desorganização, não foi encontrada nenhuma diferença significativa entre estes 3 grupos.

Quadro XI: **Comparação das principais anomalias capilaroscópicas entre os 3 grupos de pacientes do nosso estudo**

	O fenómeno de G1 Raynaud N=22	*G2 Esclerodermia sistémica N=8*	*Dermatomiosite G3 N=11*	*Significado (p=)*
Densidade de cabelo normal **Redução de densidade <9** **Praias desertas**	16 6 -	0 5 3	8 3 -	0,035
Presença de capilares ramificados	4	2	6	0,2
Presença de capilares dilatados	12	4	7	0,57

Presença de Megacapilares	0	5 (62,5%)	8 (72,7%)	0,003
Desorganização	1	3	1	0,25
Hemorragia	7	5	7	0,41

IV-DISCUSSÃO

1. CAPILAROSCOPIA PERI-UNGUAL: HISTÓRIA, APRESENTAÇÃO E INDICAÇÕES

1.1 Antecedentes

A nível mundial, a capilaroscopia desenvolveu-se graças a um homem, uma mulher, quatro atlas, e aproximadamente 713 trabalhos científicos [16]. O pioneiro é sem dúvida Jean-François Merlen, que compreendeu a importância destes 40.000 km de pequenos vasos que irrigam os nossos tecidos.

Foi Hildegard Maricq [17], um estónio francófono, que trabalhou com um centro de esclerodermia em Charleston, Carolina do Sul, nos Estados Unidos, que teve a oportunidade de publicar trabalhos prospectivos de alta qualidade sobre capilaroscopia nas principais revistas americanas. Assim nasceu um novo meio de explorar a microcirculação in vivo.

Durante este período, foram publicados quatro atlas sobre capilaroscopia. O primeiro (em 1966), a preto e branco, de Eli Davis e Jacob Landau; o segundo (em 1981), a cores, de Patrick Carpentier e Alain Franco de Grenoble; o terceiro (em 1983) também a cores, de Michel Vayssairat e Pascal Priollet. O último, preto e branco, data de 1990, por um suíço, Alfred Bollinger e um sueco, BengtFagrell. Estes quatro atlas fornecem uma iconografia muito rica, explicam a metodologia e dão as principais indicações: exploração de uma síndrome de acrosyndrome, medição de pressão digital, hiperaemia, teste de frio, estudo da velocidade circulatória, estudo da permeabilidade capilar.

1.2 Apresentação, princípio e materiais

A capilaroscopia, que é fiável, rápida, indolor e não invasiva, permite visualizar a microcirculação periungual através de um estereoscópio com uma ampliação de 20 a 200 vezes [3, 18].

Este exame foi realizado principalmente a nível peri-ungual, devido ao fácil acesso à visualização das enseadas capilares, que são horizontais nesta área e podem, portanto, ser examinadas ao longo de todo o seu comprimento. A capilaroscopia foi então generalizada a todo o corpo graças à videocapilaroscopia, uma ferramenta mais móvel que consiste numa câmara na extremidade de uma mangueira.

A capilaroscopia foi validada sob condições rigorosas. Deve ser realizada com um capilaroscópio e não com um dispositivo alternativo para o qual a validação não tenha sido efectuada.

As vantagens desta técnica de avaliação da microcirculação são numerosas:

- ❖ É não invasiva, barata
- ❖ Tem boa resolução espacial
- ❖ Alterações na estrutura capilar foram caracterizadas em várias doenças (esclerodermia sistemática, síndrome de Raynaud).
- ❖ As medições automatizadas são amplamente utilizadas em estudos clínicos devido à rapidez e independência do operador, ou seja, as imagens podem ser rapidamente analisadas sem formação clínica e técnica
- ❖ Não está sujeito a interpretação de dados ao contrário de outros métodos, como a Doppler fluxmetry a laser [19].

No entanto, esta técnica tem algumas desvantagens:

- ❖ A principal desvantagem é a pouca profundidade de penetração da luz da capilaroscopia no tecido
- ❖ Este método limita-se ao estudo da área de pele peri-ungual.
- ❖ O viés do experimentador é mais importante do que com os métodos apresentados a seguir.

Para o equipamento, são utilizados sistemas ópticos para a visualização in vivo dos capilares da derme papilar: biomicroscópios ou lupas binoculares com várias características:

❖ **A iluminação é incidente (epi-iluminação),** forte para conforto visual, lateral porque a incidência de pastoreio aumenta o contraste, e luz fria para evitar artefactos de vasodilatação.

❖ **As ampliações utilizadas variam de x15 a x100,** mas os elementos de interesse diagnóstico, em particular a disposição da rede capilar, são mais fáceis de analisar com baixa ampliação; esta é a chamada técnica de campo amplo, cuja visão panorâmica também permite uma maior completude e rapidez do exame.

❖ **Profundidade do campo**: importante, pois determina a nitidez da imagem dos capilares que nunca se encontram estritamente no mesmo plano.

❖ A distância frontal (objectivo-objecto) de vários centímetros permite o exame de sujeitos não cooperantes ou com retracções palmares.

❖ **Ocular**: equipado com uma mira para contar os capilares por unidade de comprimento.

❖ **Recolha de documentos iconográficos**: através de uma câmara ou câmara de vídeo adaptada a uma das saídas ópticas da câmara.

Ou **utilizamos um vídeo-microscópio ou vídeo-capilaroscópio,** como o utilizado no nosso estudo, que representa uma alternativa interessante aos instrumentos clássicos:

❖ **O dispositivo é** mais pequeno, portátil e mais fácil de usar em dedos mais ou menos móveis.

❖ **O sensor está** localizado na extremidade de um cordão flexível que permite um exame fácil em qualquer local na superfície do tegumento

❖ **A iluminação é** fornecida pela mesma peça de mão, o que permite variar a orientação para evitar reflexos

❖ ➢**O visor no ecrã** proporciona maior conforto ao observador e facilita as aplicações educativas

❖ **A digitalização de imagens** pode ser realizada directamente durante o exame, permitindo que a qualidade dos documentos recolhidos seja imediatamente verificada

❖ **Custo**: comparável aos biomicroscópios convencionais.

1.3 Indicações para capilaroscopia

❖ O uso rotineiro mais comum da capilaroscopia é para o fenómeno de Raynaud, mas na prática este exame vai muito além do âmbito restrito do fenómeno de Raynaud. As indicações para a capilaroscopia expandiram-se consideravelmente nos últimos 10 anos, não só para o diagnóstico mas também para o prognóstico de doenças do tecido conjuntivo [3, 12, 20] e para muitas outras patologias com alterações microcirculatórias [21] (Quadro XII)

Assim, as suas principais indicações são [1,4, 18,20]:

❖ acrossíndromos, principalmente o fenómeno de Raynaud, a fim de distinguir as formas primárias das secundárias

❖ doenças auto-imunes (conjuntivites e vasculites), em particular escleroderma, lúpus, dermatomiosite e conjuntivite mista (síndrome de Sharp), em busca de argumentos a favor de uma microangiopatia orgânica ou para especificar a sua evolução.

Outras indicações são [1, 21]:

❖ Insuficiência venosa e insuficiência arterial

❖ Doenças arteriais dos membros inferiores

❖ Microangiopatia diabética

❖ HTA

❖ Anomalias vasculares: angioma, hematoma espontâneo do dedo

Na prática, a capilaroscopia é útil no diagnóstico das conectividades quando se quer eliminar ou confirmar a esclerodermia, dermatomiosite ou síndrome de sobreposição, em frente a uma doença trófica digital (úlcera ou necrose), por exemplo, ou em síndromes esclerodermiformes ou pseudosclerodermiformes como a fascite de Schulmann. É também largamente utilizada para o diagnóstico etiológico de doença pulmonar fibrosante difusa [22]. No nosso estudo, realizado num departamento de medicina interna, as indicações para capilaroscopia foram dominadas pela suspeita e/ou avaliação de uma doença auto-imune com ANA positiva em 30 casos (58%) e/ou pela presença do fenómeno de Raynaud em 28 casos (54%), que representam as principais indicações para capilaroscopia. Neste trabalho, interessou-nos estudar a contribuição deste exame durante o fenómeno e as conectividades de Raynaud, principalmente no diagnóstico de Esclerodermia.

Quadro XII: **Indicações para a capilaroscopia [20, 23, 24]**

Indicações	
Todos os pacientes com o fenómeno de Raynaud	Diferenciando o fenómeno primário de Raynaud do fenómeno secundário de Raynaud
Todos os pacientes com Esclerodermia Sistémica	Abordagem diagnóstica à SSc
	Classificação de ScS
	Acompanhamento/resposta ao tratamento
Avaliação de doentes com certas doenças do tecido conjuntivo	Dermatomiosite Conectividade mista Conectividade indiferenciada
	Diagnóstico diferencial (DM/PM)
	Monitorização/Resposta ao tratamento
Abordagem diagnóstica da doença pulmonar infiltrativa difusa	

1.4 Estudo da microcirculação cutânea e das alterações microcirculatórias

A microcirculação cutânea é um parâmetro importante em aplicações clínicas avançadas. Existem muitos métodos não invasivos para estudar a microcirculação da pele. A capilaroscopia é um exame simples e habitualmente realizado para explorar a rede capilar e a microcirculação cutânea que forma uma arquitectura de capilares, arteríolas e vênulas.

1.4.1 A rede capilar

A rede capilar é uma zona de anastomose entre as redes arteriolar e venular. No sistema vascular, o fluxo sanguíneo que circula nas arteríolas, capilares e vênulas é chamado ***microcirculação*** *(Figura 47)*. Esta microcirculação cutânea é de importância funcional com um duplo objectivo de nutrição - oxigenação da pele e adaptação das trocas térmicas.

Ao nível da prega cutânea supra-ungual, as papilas dérmicas, que contêm um ou mais capilares, deitam-se sobre a matriz enquanto as arrastam. Os capilares são portanto paralelos à superfície epidérmica.

Os capilares aparecem como filamentos homogéneos, inquebráveis e com bordas lisas. São por vezes comparados com laços de gancho capilar, compreendendo dois ramos rectilíneos, um ramo aferente delgado (8 a 10µ) e um ramo eferente (10 a 14 µ) que se estende até ao plexo venoso. Estes dois ramos são unidos por um segmento transitório que representa o ápice do gancho capilar.

Os capilares são de diâmetro regular, paralelos uns aos outros e ao eixo do dedo. A primeira fila de capilares tem um mínimo de 10 capilares por milímetro, paralelos uns aos outros e espaçados regularmente.

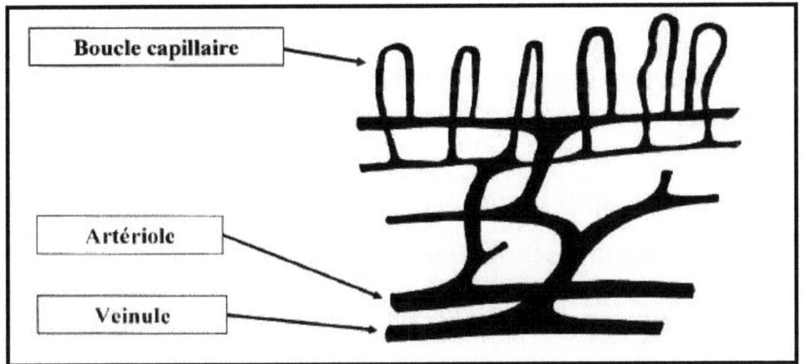

Figura 47: **Diagrama anatómico do arranjo capilar peri-ungual**

Com os microscópios de alta ampliação actuais (50 a 200 vezes), as suas formas podem ser reveladas com precisão graças aos glóbulos vermelhos que neles circulam e que especificam o seu contorno, uma vez que as suas paredes, compostas simplesmente de algumas células, são demasiado finas para serem visualizadas [1,12,18].

1.4.2 Alterações microcirculatórias

O controlo do fluxo sanguíneo é conseguido por vasoconstrição local ou vasodilatação de arteríolas e esfíncteres pré-capilares para manter o fluxo sanguíneo dos tecidos no seu valor adequado. Esta variação dura alguns segundos ou minutos.

O fluxo sanguíneo varia entre tecidos e órgãos. A regulação do fluxo sanguíneo local está relacionada quer com alterações no metabolismo dos tecidos (quanto maior o metabolismo de um órgão, maior o seu fluxo sanguíneo) quer com alterações na quantidade de oxigénio disponível no tecido (assim que a quantidade de oxigénio disponível no tecido diminui, o fluxo sanguíneo através do tecido aumenta) [25].

Várias experiências indicam que a mudança de temperatura exerce um efeito reflexo na microcirculação cutânea ao aumentar ou diminuir o nível de vasoconstritor simpático, enquanto que o aumento da temperatura central influencia principalmente o nível de vasodilatador activo. A mudança de reflexo no fluxo de sangue cutâneo com cada grau (°C) de mudança na temperatura central é cerca de 20 vezes maior do que a causada pela mudança na temperatura da pele [26].

1.5 Capilaroscopia normal, capilaroscopia não específica

1.5.1 Capilaroscopia normal

O capilar aparece classicamente como um laço de cabelo vermelho, homogéneo e ininterrupto com um ramo aferente e eferente, ligado por um laço de reflexão. As alças são paralelas entre si, regularmente espaçadas, com uma densidade média de 10 por milímetro e dispostas em 3 filas. O espaço pericapilar é uniforme e de cor rosada.

O quadro XIII mostra as principais medidas e variantes do relatório normal.

Quadro XIII: As principais medições e variantes do normal na capilaroscopia periungual [1]

Morfologia do cabelo	**Aspecto/Arranjo:** Grampo de cabelo paralelo ao eixo do dedo/regular **Sinuosidade (variações do normal):** Anel, figura de oito, placa, caduceus ou saca-rolhas capilar **Ramificação:** Confluência de 2 ou 3 ramos eferentes (apenas ramificações encontradas em sujeitos normais)
Medidas	**Densidade:** 9 a 13 demãos/mm **Linhas:** 1 a 3 (paralelas entre si e ao eixo dos dedos) 1 a 3 (paralelas entre si e ao eixo dos dedos) **Áreas avasculares** (< 2 enseadas/mm): Nenhuma **Comprimento das pegas:** 200 a 400 _m **Diâmetro aferente/efferente:** 8 a 10 _m/10 a 14 _m
Função capilar	**Fluxo sanguíneo:** contínuo (com variações de velocidade) ou intermitente (pára sem regularidade) **Cor/Aspecto:** vermelho vivo/homogéneo **Vasolabilidade:** Sem grande variação no fluxo capilar após exposição ao frio **Velocidade:** 0,7 mm/segundo (aferente > ramo eferente)
Vênulas sub-papilares	**Visibilidade:** Não ou ligeiramente visível: sujeito normal Diminuído: pele pigmentada, trabalhadores manuais Aumentado: atrofia cutânea, crianças, idosos **Aspecto/cor:** candelabro ou paliçada/azul escuro **Diâmetro:** 20 a 35 mµ
Tecidos pericapilares	**Cor de fundo e transparência:** fundo rosa claro e transparente com contornos capilares claros **Edema, exsudado e microhemorragia:** Ausente

1.5.2 Distrofias menores

Distrofias menores são consideradas variantes morfológicas do normal. Tornam-se patológicas se o seu número exceder 15% do número total de enseadas.

Na nossa série, a capilaroscopia era normal em 10 casos (19%) e a distrofia menor estava presente em 12 pacientes (23%).

1.6. Anormalidades capilaroscópicas
1.6.1 Anomalias morfológicas qualitativas dos capilares

Cinco formas de grandes distrofias foram individualizadas, cuja presença sugere fortemente uma microangiopatia orgânica [1]:

❖ **distrofia alargada**: dilatação homogénea do laço capilar (20-30µ m), embora esta se encontre por vezes na ausência de patologia microcirculatória.

❖ **O megacapilar: uma** paisagem capilaroscópica muito característica é de facto a única cuja presença ou ausência tem um significado clínico para efeitos de tomada de decisão:

➢ É patognomónico de uma microangiopatia orgânica, e por isso frequentemente presente em SSc, dermatomiosite, conectividade mista e síndromes de sobreposição

➢ O melhor rastreio do fenómeno de Raynaud em risco de esclerodermia.

❖ **Telangiectasia: um** grupo de capilares visualizados no meio da pele que é fortemente sugestivo de SSc quando é composto por megacapilares de diferentes tamanhos. Também encontrado na doença de Rendu-Osler;

❖ **Capilar regressivo**: encurtamento anormal do diâmetro capilar para 1 ou 2µ m associado à ausência de circulação sanguínea, testemunhando sempre o sofrimento do capilar em desaparecimento;

❖ **Neogénese capilar:** ramificação anárquica de ramos capilares finos desorganizados, reflectindo cicatrizes com regeneração capilar após isquemia do tecido.

De facto, os capilares ramificados são capilares com ramos muito irregulares e heterogéneos, ocorrendo em áreas de baixa densidade capilar, provavelmente devido à neoangiogénese causada pela hipoxia.

No nosso estudo, foram frequentemente encontradas anomalias capilares em 76,9% dos pacientes. Os megacapilares foram visualizados em 27% dos casos. Capilares regressivos e capilares ramificados foram observados em 27% dos pacientes, respectivamente.

1.6.2 Anomalias capilares quantitativas

A diminuição da densidade capilar (< 9/mm) está sempre associada à microangiopatia orgânica, enquanto que o aumento do número (> 17/mm) é raro e inespecífico, visto especialmente na acrocianose. As manchas desérticas são um critério de severidade.

1.6.3 Anomalias dos espaços peri-capilares

O edema, visualizado como uma mancha que impede a focalização, é uma anomalia significativa sugestiva de microangiopatia grave, mas não é específica [1,16].

As hemorragias aparecem como máculas vermelhas sob a forma de um "chapéu de gendarme" acima do laço de reflexão, que migram para longe do capilar. A sucessão de várias hemorragias cria um aspecto típico de "caracóis de fumo". É indicativo de uma microangiopatia orgânica.

O exsudado é um edema generalizado importante associado a múltiplas hemorragias que impedem a visualização clara das enseadas capilares. É patognomónico da microangiopatia orgânica e é um sinal de mau prognóstico [1].

Palidez do fundo: uma consequência de uma diminuição do enchimento de sangue, encontra-se na isquemia, doença de Raynaud, anemia, stress e em casos de vasoconstrição.

As anomalias do espaço peri-capilar foram relativamente comuns no nosso estudo, presentes em 26 dos casos (50%).

Hemorragias que migram do topo dos capilares num padrão empilhado foram observadas em 16 casos.

1.6.4 A desorganização da rede capilar

A desorganização da rede capilar, com perda de paralelismo das enseadas e alinhamento das filas, é observada numa fase posterior, combinando tanto áreas pouco vascularizadas com baixa densidade capilar como áreas de neo-angiogénese capilar devido a hipoxia: dilatação e ascensão dos plexos, distrofias ramificadas (Figura 48) [12].

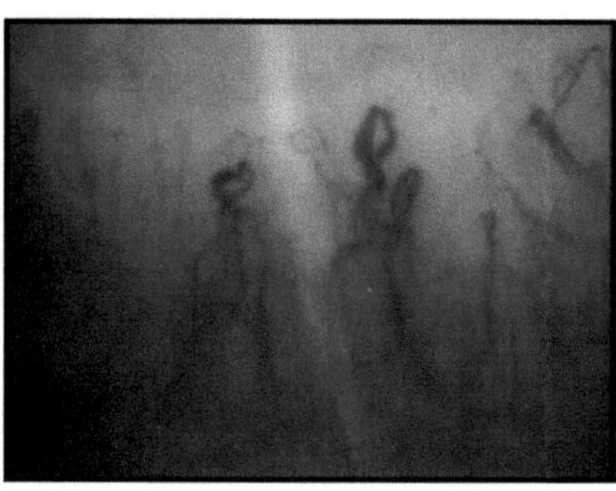

Figura 48: Desorganização da rede capilar: associação de áreas de deserto vascular, dilatação e ascensão dos plexos e distrofias de ramificação [12].

1.6.5 A paisagem da esclerodermia

A paisagem da esclerodermia é o conjunto de anomalias capilaroscópicas que testemunham uma microangiopatia orgânica específica da esclerodermia, dermatomiosite ou conectividades mistas ou sobrepostas. De facto, esta paisagem é observada em 86-100% das esclerodermas, em 30-75% das dermatomiosites e em 50-65% das conjuntividades mistas de acordo com a literatura [27, 28, 29].

No nosso estudo realizado num departamento de medicina interna onde as doenças sistémicas são comuns, a microangiopatia orgânica e as alterações do padrão escleroderma foram relativamente comuns em 31% dos pacientes (16 casos).

Foram propostas várias classificações da paisagem esclerodermia. A primeira, de Maricq et al, diferencia a fase "activa" com grandes manchas avasculares e desorganização arquitectónica da fase "lenta" com numerosos megacapilares e microhaemorragia [15].

Mais recentemente, uma classificação em três fases foi proposta por Cutolo [13]: na fase inicial, há alguns megacapilares e poucas hemorragias, nenhuma diminuição significativa da densidade capilar e nenhuma desorganização significativa; na fase activa, há muitos megacapilares e hemorragias, uma diminuição moderada da densidade capilar, poucos ou nenhuns capilares ramificados e o início da desorganização arquitectónica; Na fase tardia, a densidade capilar é muito baixa, com a presença de manchas avasculares, poucos ou nenhuns megacapilares e hemorragias, e desorganização arquitectónica completa com neoangiogénese (numerosos capilares ramificados).

Na nossa série, os 7 pacientes com esclerodermia sistémica foram classificados de acordo com as 3 fases de Cutolo: fase inicial em 1 caso, fase activa em 3 casos e fase tardia em 3 casos.

1.7 Reprodutibilidade do exame capilaroscópico

A reprodutibilidade inter- e intra-observador de anomalias quantitativas (densidade capilar, número de megacapilares, etc.) é excelente [18]. A reprodutibilidade inter e intra-observador de anomalias qualitativas (arquitectura, presença de capilares ramificados, hemorragias e manchas avasculares) é menos boa mas ainda assim correcta [30].

No nosso estudo, adoptámos esta classificação em 3 fases de Cutolo, embora a reprodutibilidade interobservadores desta classificação continue por avaliar em estudos maiores.

2.CARACTERÍSTICAS EPIDEMIOLÓGICAS E CLÍNICAS DA POPULAÇÃO ESTUDADA

Para comparar o perfil epidemiológico e clínico inicial dos nossos pacientes com a literatura, escolhemos o estudo realizado por Ben Salem T sobre o perfil etiológico do fenómeno de Raynaud [31], o estudo realizado por Wu et al [32] sobre a contribuição da capilaroscopia durante as conectividades com o fenómeno de Raynaud, o estudo de Arvanitaki et al [33] e o estudo de Chanprapaph et al [34] com várias etiologias como lanotre.

2.1 Idade e sexo

A distribuição etária é geralmente variável de acordo com as etiologias na literatura. No nosso estudo, a idade média dos pacientes na altura da capilaroscopia era de 41 anos, com um mínimo de 16 anos e um máximo de 79 anos. Foi observado um pico de frequência para o grupo etário entre 21 e 60 anos (84,6% dos pacientes). No estudo de Ben Salem T [31], a idade média dos pacientes no momento do início do fenómeno de Raynaud era de 41,7 ± 15,2 anos, no estudo de Wu et al [32] a idade média era de 48,26 ± 14,25 anos para pacientes com esclerodermia, 38,87 ± 14,07 anos para pacientes com lúpus e 49 ± 17,45 anos para pacientes com DM/PM

Um estudo de Rebai et al [35] investigou a viabilidade da capilaroscopia em crianças. Os autores incluíram 35 crianças consecutivas, com idades compreendidas entre os 4 e os 17 anos, durante um período de 12 meses. A grande maioria (86%) das crianças eram raparigas. Vinte e duas tinham síndrome vascular paroxística isolada e 13 tinham doença auto-imune sistémica sem doenças vasomotoras.

Na nossa série, a predominância de mulheres foi clara com uma proporção de sexo de 0,26 M/F, o que está de acordo com os dados da literatura [31,34, 36]. Valores semelhantes foram relatados em vários estudos: um estudo tunisino [31], um estudo de Taiwan [32] e um estudo grego [33] com uma relação M/F de 0,16, 0,13 e 0,18 respectivamente (Quadro XIV).

Quadro XIV: **Quadro que especifica os dados epidemiológicos de acordo com a série bibliográfica**

Estudos	País Ano	Número de pacientes	Proporção de sexo (M/F)	idade média (anos)
Ben Salem [31]	Tunísia 2017	121 pacientes com o fenómeno de Raynaud Capilaroscopia realizada para 119	Mulheres=97 Homens= 16 (proporção de sexo M/F a 0,16)	41,7 anos ± 15,2
Wu [32]	Taiwan 2013	67	10/57	
Arvanitaki et al [33]	Grécia 2021	32 (em 2 grupos: grupo com PAH n=18)	Mulheres = 27 Homens = 5 (proporção de sexo =0,18)	G1 :65,9 ± 10,2 G2 : 55,6 ± 13,4
Chanprapaph et al. [34]	Tailândia 2021	Grupo de doentes: 255 (LES= 54, DM=32, ScS =51) Grupo de controlo = 108	Mulheres = 232 Homens = 23 (proporção de sexo =0,09)	LES=34,9 anos DM=52,2 anos ScS = 56,8 anos
Rebai et al [35]	França 2014	35	Meninas=30 Rapazes= 5 (proporção de sexo = 0,16)	4 a 17 anos
O nosso estudo	Tunísia 2021	52	Mulheres = 41 Homens = 11 (proporção de sexo =0,26)	41 anos (16-79)

2.2 Características clínicas e capilaroscópicas

O fenómeno de Raynaud é o principal sintoma da capilaroscopia. Pode ser a primeira manifestação e, portanto, indicativo de uma doença sistémica. Na nossa série, o fenómeno de Raynaud foi um motivo de hospitalização em 28 pacientes (54% dos casos).

A duração média da evolução do fenómeno de Raynaud foi de 21 meses (1 mês a 120 meses) na nossa série, o que é comparável a outras séries. Foi de 25,09 meses no estudo de Ben Salem T et al [31] e 24 meses no estudo de Ziegler et al [37].

O questionamento e o exame físico foram de grande ajuda no estabelecimento de um diagnóstico etiológico do frenómeno de Raynaud na nossa série. A entrevista permite a rápida eliminação de uma causa profissional ou relacionada com drogas. O exame físico deve ser completado com uma pesquisa de distúrbios tróficos das mãos e sinais associados que possam apontar para uma doença auto-imune.

O aparecimento na capilaroscopia pode ser um argumento adicional que aponta para uma determinada doença de conectividade, nomeadamente SSc.

O estudo Taiwanês [32] demonstrou que os resultados da capilaroscopia estão correlacionados com as diferentes conectividades. As anomalias observadas na capilaroscopia nas conectividades eram altamente específicas de cada uma delas. A especificidade foi de 89,5% para SSc e 60% para DM ou polimiosite. A especificidade foi menor no LES (33%) e a conectividade mista (20%).

Num estudo cego de 354 capilaroscopias peri-ungueais em 307 pacientes, os critérios mais sensíveis para o diagnóstico de doença sistémica foram um número médio de capilares inferior a 9 por milímetro (92,8%), uma diminuição da transparência do fundo (85,5%) e uma descoloração do fundo (65,8%). Os critérios mais específicos foram a dilatação do segmento arteriolar do laço capilar (99,5%), a distrofia capilar ectática (98,5%) e a presença de manchas desertas (95,4%). Os critérios com melhor valor preditivo negativo foram a transparência de fundo normal (84,7%), número médio de capilares superiores a 9 por milímetro (82,9%) e coloração de fundo normal (77,8%) [38].

No seu estudo da capilaroscopia em 447 pacientes com doença do tecido conjuntivo [39], Nagy et al. observaram que 65% dos pacientes com SSc tinham uma microangiopatia específica, que é comparável aos nossos resultados (Tabela XV).

Quadro XV: Frequência das diferentes anomalias detectadas pela apilaroscopia periungual de acordo com a série de literatura

Anomalias no capilaroscopia periungual / Estudos	Megacapilares	Dilatação capilar	Redução do número de enseadas capilares	Praias desérticas	Hemorragia
Ben Salem [31] (n=119)	52 (43,6 %)	19 (15,9 %)	42 (35,2 %)	26 (21,8 %)	11 (9,2 %)
Arvanitaki et al [33] (n=32)	10 (31,2 %)	- -	- -	28 (87,5 %)	17 (53,1 %)
O nosso estudo (n=52)	14 (27 %)	29 (56 %)	19 (36,5 %)	4 (7,7 %)	22 (42,3 %)

No nosso estudo, realizado num departamento de medicina interna, a suspeita de connectivite foi a principal razão para realizar a capilaroscopia em 58% dos casos.

O trabalho imunológico combinado com a capilaroscopia também foi relevante e útil no diagnóstico.

As conectividades eram frequentes (24 casos): esclerodermia em 8 casos, miopatia inflamatória em 11 casos, LES em 1 caso, síndrome de Sjögren em 1 caso, síndrome de Sharp em 1 caso, e conectividades indeterminadas em 2 casos. A presença de várias manifestações sistémicas (cutânea em 42,3%, músculo-esquelética em 36,5%, pulmonar em 28,8%, etc.) tornou possível orientar o diagnóstico etiológico.

O quadro seguinte (Quadro XVI) mostra a frequência das conectividades em algumas séries com estudo capilaroscópico.

Quadro XVI: Frequência das conectividades nas diferentes séries com estudo capilaroscópico

Estudos	Esclerodermia sistémica	DM/PM	O	Sjögren	CM
Jouannyet al.[38] n=307	11,4 %	1,3 %	4,5 %	2,9 %	-
Nagy et al [39] n=447	22,8 %	5,8 %	10,5 %	1,5 %	-
Ben Salem [31] n=121	62 %	2,47 %	11,57 %	6 ,61 %	1,65 %
Wu [32] n=67	28 %	7,4 %	11,9 %	-	7,4 %
Chanprapaph et al. [34] n=255	20 %	12,5 %	21,1 %	-	-
O nosso estudo n=52	15,3 %	21,1 %	1,9 %	1,9 %	1,9 %

3. CONTRIBUIÇÃO DA CAPILAROSCOPIA NO FENÓMENO DE RAYNAUD E ACROSSÍNDROMOS

Os acrossídromos vasculares estão relacionados com uma desordem vasomotora. São de natureza muito diferente, incluindo principalmente o fenómeno de Raynaud, os acrossídromos vasculares mais comuns, acrocianose, congelação, isquemia e necrose digital, eritermalgia e acrocolose.

O desafio de uma consulta para um síndroma vascular é, por um lado, fazer um diagnóstico positivo graças ao interrogatório e ao exame clínico e, por outro lado, especificar a natureza do síndroma que permite prescrever ou não exames complementares orientados.

3.1 O fenómeno de Raynaud

3.1.1. General

O fenómeno de Raynaud, que é o mais frequente dos acrossídromos vasculares paroxísticos, foi descrito por Maurice Raynaud em 1862, e é desencadeado pelo frio, ou por uma mudança de temperatura ou, por vezes, por uma emoção [40]. Classicamente, evolui em três fases: primeiro, a fase **sincopal** correspondente ao vasoespasmo que torna as extremidades brancas, seguida pela fase **cianíaca** devido à estase sanguínea no leito venoso, e depois o levantamento do espasmo frequentemente doloroso que é a fase **eritrosa.** Por vezes faltam estas duas últimas fases.

Esta síndrome é predominantemente feminina com uma prevalência de 5%; tende a afectar as mãos mas pode por vezes alcançar os pés, ou mesmo o nariz ou as orelhas. Pode ser limitada a um dedo ou mesmo a uma falange.

Na maioria dos casos (80-90%), o fenómeno de Raynaud é idiopático e benigno. Contudo, pode inaugurar ou complicar uma doença geral, sendo as mais comuns as esclerodermas sistémicas, ou mais raramente uma doença hematológica, vascular ou infecciosa ou um medicamento [40]❖ Na doença de Raynaud, que corresponde às formas primárias, os ataques são bastante bilaterais, inicialmente envolvendo os dedos médios e possivelmente excluindo o polegar. As primeiras manifestações são geralmente nas primeiras três décadas. A evolução é estável.

Em contraste, um início tardio (após a terceira década), um rápido agravamento, a não resposta à temperatura ambiente, carácter unilateral e perturbações tróficas são sugestivos de uma forma secundária conhecida como síndrome de Raynaud (Quadro XVII).

Leroy e Medsger propuseram critérios de diagnóstico para distinguir entre o fenómeno primário e secundário de Raynaud [41] :

- ❖ história de convulsões típicas da síndrome acrossídica com fases sincopais e cianíacas;
- ❖ ausência de doença vascular periférica
- ❖ ausência de necrose de tecido
- ❖ nenhuma anormalidade no exame capilaroscópico
- ❖ sem NAA (ou < 1/100°)
- ❖ SV normal (< 20 mm à 1ª hora)

Quadro XVII: **Distinção entre o fenómeno de Raynaud primário e secundário [40].**

Características	Fenómeno primário de Raynaud	Fenómeno do Raynaud secundário
Doença auto-imune associada	Não	Sim
Idade inicial	<30 anos	> 30 anos
Dor durante as apreensões	Raro	Frequente
Layout	Simétrico	Por vezes assimétrico
Capilaroscopia	Normal	Dilatação capilar Praias desertificadas Sangramento
Onychólise e/ou pterígio invertido	Raro	Comum
Cicatrizes e/ou necroses deprimidas	Raro	Frequente
Autoanticorpos antinucleares (ANA)	Não (título baixo)	Sim (alto título) - Centromere - U1RNP - Topoisomerase I - Ku, PmScl, U3RNP - RNA Pol III - JO1 - dsDNA, Sm, SSA

3.1.2. Contribuição da capilaroscopia

A capilaroscopia perirrugal tornou-se uma ferramenta essencial na investigação do fenómeno de Raynaud [1, 5, 20]. As recomendações francesas e europeias consideram-na como a investigação de primeira linha do fenómeno de Raynaud de aparência primária.

De facto, na doença de Raynaud, a capilaroscopia é normal com extinção capilar total durante o teste a frio, caracterizado por um regresso mais lento à fase habitual durante o reaquecimento digital em comparação com a população normal [1].

No fenómeno secundário de Raynaud, são encontradas anomalias que indicam a presença de microangiopatia orgânica: dilatação capilar, megacapilares, microhemorragia, neoangiogénese com distorção arquitectónica, capilares regressivos e manchas desertas [5, 42]. Estas anomalias podem ser consistentes com um perfil esclerodermia ou podem não ser específicas, sugerindo outras conectividades, incluindo dermatomiosite, LES ou conectividade mista.

Vários estudos prospectivos demonstraram a evolução dinâmica do envolvimento microangiopático ao longo do tempo, uma vez que a ocorrência de megacapilares é um fenómeno precoce, seguido de rarefacção capilar e, finalmente, de capilares ramificados.

Um grande estudo prospectivo de Koenig et al [43] de 586 doentes com o fenómeno de Raynaud (com um seguimento médio de 4-4,6 anos) confirmou que os megacapilares, a rarefacção capilar, e a presença de capilares ramificados eram preditivos de esclerodermia, dermatomiosite, ou conjuntivite mista.

A capilaroscopia foi indicada no nosso estudo em 28 casos (54%) do fenómeno de Raynaud. Permitiu-nos fazer um diagnóstico final do fenómeno de Raynaud (isolado ou com NAA positiva mas sem conectividade associada) em 22 pacientes: 4 homens e 18 mulheres. A capilaroscopia foi normal em 5 pacientes. Concluiu com uma distrofia específica em 15 pacientes e uma distrofia importante em 2 casos.

As ANA foram positivas em 8 doentes (tipo anticêntrico: 1 caso, anti-Jo1: 1 caso, anti-PM-Scl: 1 caso; a dactilografia foi negativa em 5 casos). Recomendámos a monitorização em doentes com anomalias capilaroscópicas e/ou NAAs positivas.

3.1.3. Passos a dar no caso do fenómeno de Raynaud

Quando um doente consulta o fenómeno de Raynaud, o médico deve ter em mente duas preocupações:

❖ Existe uma etiologia para o fenómeno de Raynaud e como pode ser detectado sem testes adicionais desnecessários?

❖ O fenómeno de Raynaud cria um desconforto funcional significativo ou mesmo uma desvantagem profissional?

Thus, "what to do" para orientação diagnóstica :

O interrogatório e o exame clínico, incluindo um teste Allen, podem fornecer orientação diagnóstica. Isto é complementado por capilaroscopia periungual e testes para ANA, que valida o trabalho mínimo para o fenómeno de Raynaud definido por um consenso de especialistas (Figura 50).

Assim, na ausência de anomalias biológicas e capilaroscópicas, os pacientes só podem ser tranquilizados a reconsultar se houver uma alteração clínica no fenómeno de Raynaud. De facto, os pacientes com fenómeno isolado de Raynaud e NAAs positivas tinham um risco relativo (RR) de 7,63 para o desenvolvimento de connectivite e 13 para escleroderma [44].

15-20% dos pacientes com NAA anormal, capilaroscopia positiva ou uma combinação de ambas, mas que não satisfaçam os critérios de conectividade, desenvolverão a conectividade no prazo de 2 anos.

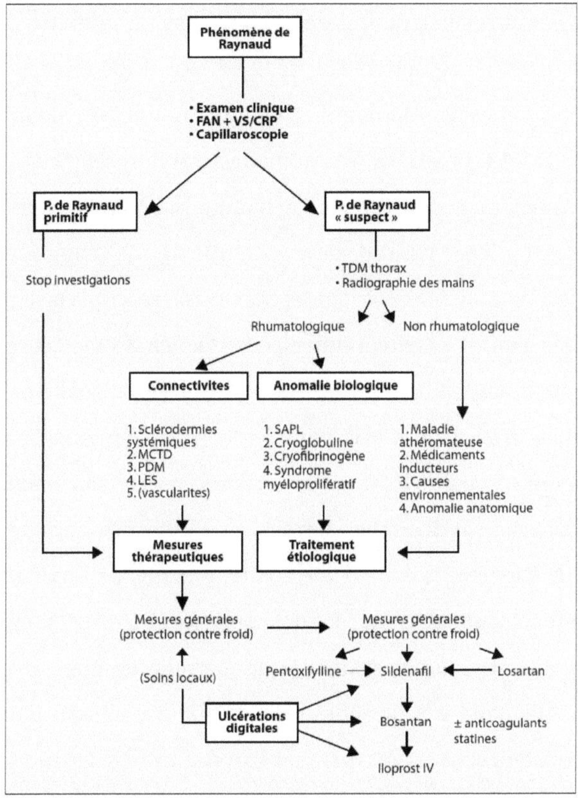

Figura 50: Algoritmo para a gestão do fenómeno de Raynaud [40].

3.1.4. Transição de uma forma primitiva para uma forma secundária

Numa meta-análise de 639 casos em 10 artigos publicados de 1982 a 1996, foi avaliada a frequência e o ritmo a que o fenómeno de Raynaud, classificado como primário, evoluiu para uma forma secundária [45]. De 81 casos, 12,6% progrediram para uma doença do tecido conjuntivo (esclerodermia: n = 53; doença mista do tecido conjuntivo (MCTD): n = 8; síndrome de Sjögren: n = 6; LES: n = 4; artrite reumatóide (AR): n = 5; PM: n = 2; vasculite: n = 2), uma taxa de 3,2/100 anos-paciente, em média 10,4 anos após o primeiro ataque do fenómeno de Raynaud. Na meta-análise de 2017 de F.

Ingegnol [44], a incidência de transição do fenómeno primário de Raynaud para a doença do tecido conjuntivo foi de 2,65 por 100 pessoas/ano e 0,93/100 pessoas/ano para a esclerodermia. Os factores preditivos identificados foram a presença de NAAs positivos e anomalias capilaroscópicas. De facto, os pacientes com fenómeno isolado de Raynaud e NAAs positivas tinham um risco relativo (RR) de 7,63 para o desenvolvimento de conjuntivite e 13 para esclerodermia. Os pacientes com anomalias capilaroscópicas sem NAAs tinham um RR de 5,53 para o desenvolvimento de doença do tecido conjuntivo e 11,8 para esclerodermia. A coexistência de NAAs positivos e anomalias capilaroscópicas aumentou o RR para 16,9 para a progressão para doença do tecido conjuntivo e para 40,45 para esclerodermia. Finalmente, foi possível observar uma paisagem de esclerodermia em 2-10% dos doentes com lúpus com o fenómeno de Raynaud e em 5-10% dos fenómenos de Raynaud sem patologia associada, num seguimento de 5 anos num centro especializado. Em 2008, Ingegnoli et al [36] demonstraram uma correlação entre o prognóstico do fenómeno de Raynaud e a possibilidade da sua progressão para esclerodermia sistémica e estabeleceram uma pontuação prognóstica baseada na presença de megacapilares, rarefacção capilar e positividade de NAA (Quadro XVIII).

Tabela XVIII: Escore de progressão do fenómeno isolado de Raynaud na esclerodermia sistémica [36]

Fenómeno isolado de Raynaud diagnosticado e avaliado por capilaroscopia e testes de NAA	*Risco de progressão de AR isolada para esclerodermia sistémica*
fenómeno de Raynaud com densidade capilar ≥ 8,4/mm ou fenómeno de Raynaud com densidade capilar < 8,4/mm e NAA negativa	Risco baixo (probabilidade < 10%)
O fenómeno de Raynaud **NAA Positivo** **Densidade capilar < 8,4/mm sem megacapilares**	Risco intermédio (10% < probabilidade < 50%)

O fenómeno de Raynaud NAA Positivo Densidade capilar < 8,4/mm com megacapilares	Risco elevado (probabilidade > 50%)

No estudo prospectivo de Koenig [43], que incluiu 586 pacientes com o fenómeno de Raynaud seguido durante vários anos, 12,6% progrediram para SSc, em média 1,95 anos após a primeira avaliação e 4,56 anos após o início do fenómeno de Raynaud. O atraso entre o início da síndrome de Raynaud e o diagnóstico de SSc é de 6,1 anos, pelo que há um atraso significativo no diagnóstico, enquanto há muitas evidências que sugerem que o tratamento do reumatismo inflamatório crónico deve começar o mais cedo possível.

O projecto VEDOSS (veryearlydiagnosis of systemicsclerosis) foi desenvolvido em resposta a isto e identificou bandeiras vermelhas que levantarão suspeitas de SSc precoce, estas bandeiras «red» são o fenómeno de Raynaud, dedos rechonchudos a progredir para esclerodactilia, a presença de NAAs, especificamente anti-centrómeros e anti-topo-isómerose-1(anti-Scl70) [46].

3.2 Outros acrossíndromos vasculares

Na prática, a acrocianose não é uma indicação para capilaroscopia, a menos que seja paroxística ou acompanhada pelo fenómeno de Raynaud, ou se houver sinais de acompanhamento que possam levantar suspeitas de esclerodermia incipiente, tais como dedos rechonchudos. Na acrocianose, se a capilaroscopia for realizada, é frequentemente normal ou mostra estase capilar-venosa com fluxo capilar retardado [1]. As microhemorragia são descritas em 40% dos casos [47,48]. Na acrocianose de aspecto essencial, ou seja, ocorrendo em mulheres jovens, magras ou mulheres que perderam peso, a aparência capilaroscópica pode ser enganadora, mostrando enseadas alargadas, geralmente assimétricas, que não são megacapilares porque não atingem 50 microns nos seus ramos.

Na suspeita de acrocianose, ou seja, de início tardio e dor, pode ser uma forma degradada do fenómeno de Raynaud na esclerodermia, ou dermatomiosite. A capilaroscopia mostrará então também uma paisagem de esclerodermia em mais de metade dos casos de dermatomiosite.

A eritermalgia é caracterizada pela dilatação das enseadas capilares e arteríolas terminais contra um fundo avermelhado durante o ataque, enquanto o exame é perfeitamente normal fora dos ataques [48].

O aspecto capilaroscópico da congelação assemelha-se ao padrão da acrocianose, mas distingue-se pela falta de homogeneidade e pela alternância de áreas dilatadas e normais [1].

4. CONTRIBUIÇÃO DA CAPILAROSCOPIA NAS CONNECTIVIDADES E OUTRAS DOENÇAS SISTÉMICAS

4.1 Esclerodermia sistémica

O primeiro sinal clínico de esclerodermia é geralmente o fenómeno de Raynaud. As características do fenómeno de Raynaud que devem levantar suspeitas de uma doença do tecido conjuntivo subjacente são a idade tardia de início, início recente (menos de 2 anos), envolvimento dos polegares, persistência fora do período de Inverno, presença de sinais extra-cutâneos ou outros sinais cutâneos associados (calcinose, ulceração, etc.). O tempo médio entre o início do fenómeno de Raynaud e o primeiro sintoma da doença é de 4,8 anos para esclerodermia sistémica limitada e 1,9 anos para esclerodermia sistémica difusa [49].

Nos anos 70, Maricq e Leroy foram pioneiros na análise das anomalias capilaroscópicas associadas ao SSc e na definição da paisagem esclerodermia [17].

Em 2001, LeRoy e Medsger propuseram novos critérios para as primeiras formas de SSc baseados em dados de capilaroscopia e ensaios de autoanticorpos específicos de SSc [50]. Estas formas iniciais de SSc poderiam ser formas muito precoces de SSc [43]. Contudo, alguns pacientes que satisfazem os critérios de LeRoy e Medsger nunca desenvolverão esclerose cutânea, mas poderão ter lesões fibrosantes dos órgãos internos, definindo assim a *esclerodermia ScS*.

Os anticorpos na esclerodermia estão normalmente presentes antes do início dos sintomas, excluem-se mutuamente e permanecem inalterados durante o curso da doença [51]. No entanto, os seus níveis séricos podem variar de acordo com a actividade clínica da doença.

Entre os critérios de diagnóstico ACR e EULAR recentemente publicados para SSc, a capilaroscopia é agora um critério de diagnóstico importante, enquanto que não estava incluída nos critérios ACR anteriores. Assim, a maior sensibilidade dos critérios de classificação EULAR/ACR de 2013 para SSc [7] resultou na classificação de mais pacientes como tendo SSc do que os critérios ACR.

Um estudo recente na população EUSTAR identificou seis grupos homogéneos com características clínicas, autoanticorpos e perfis de mortalidade distintos [52]. As principais características foram Taxa elevada de envolvimento gastrointestinal e início posterior (grupo 1); elevada proporção de doença pulmonar intersticial difusa (DIL) e suspeita de hipertensão pulmonar (HAP) (grupo 2); início anterior com menor pontuação de Rodnan modificado (MRSS) e doença menos agressiva (grupo 3); início mais tardio com elevada taxa de úlceras digitais e maior proporção de envolvimento cardíaco (grupo 4); início mais precoce com envolvimento de órgãos múltiplos e moderados (grupo 5); e início mais precoce com maior proporção de contraturas articulares, crise renal e elevada agressividade da doença (grupo 6).

O envolvimento vascular ou vasculopatia constitui a base da maioria das manifestações clínicas do fenómeno SSc e Raynaud é o primeiro sinal desta vasculopatia. As alterações nos capilares peri-ungueais são os primeiros sinais a aparecer e alguns estudos mostraram uma associação entre vasculopatia periférica detectada por capilaroscopia no leito das unhas e lesões de órgãos [53,54].

Dentro das conectividades, SSc é a condição em que a capilaroscopia tem a mais alta especificidade e sensibilidade.

Num estudo de 454 pacientes com o fenómeno de Raynaud, a especificidade da capilaroscopia foi de 96,55% para a detecção de doença do tecido conjuntivo com um valor preditivo positivo de 95,71% [55].

Num outro estudo de Scussel-Lonzetti et al. sobre 309 pacientes com SSc, a sensibilidade da capilaroscopia foi de 84,6% (73,5%-91,6%) [56].

Vários estudos prospectivos demonstraram a evolução dinâmica dos danos microangiopáticos ao longo do tempo, uma vez que a ocorrência de megacapilares é um fenómeno precoce, seguido da rarefacção capilar e, finalmente, dos capilares ramificados

Num grande estudo prospectivo, Koenig et al. descreveram as alterações microvasculares que ocorrem no fenómeno de Raynaud que progride para SSc. Inicialmente, houve um aumento dos capilares, seguido de rarefacção capilar e, em seguida, o aparecimento de telangiectasias capilares. Estes autores concluíram também que os auto-anticorpos em SSc são preditivos de alterações microvasculares [43].

Num estudo de Cutolo et al. de 241 doentes, foi também relatada uma correlação entre as alterações capilaroscópicas e o tipo de auto-anticorpos: os anticorpos anti-topoisomerase foram ligados a nível capilaroscópico a formas tardias e activas de SSc, enquanto que o início da SSc foi atrasado na presença de ACAs [57].

Além disso, um estudo recente confirmou que a perda capilar progressiva ao longo do tempo é um marcador independente e robusto da progressão da doença que pode ser detectado através de exames capilares sucessivos [58]. Foi também demonstrado que uma história de úlceras digitais é preditiva de eventos cardiovasculares gerais em SSc, levando a uma diminuição da sobrevivência [59].

O estudo retrospectivo PRINCE encontrou rarefacção capilar (densidade capilar < 7/mm neste estudo), a presença de megacapilares e microhaemorragia como os três factores significativamente associados ao escleroderma [36].

Para além do diagnóstico precoce da esclerodermia, a monitorização capilaroscópica dos pacientes é cada vez mais recomendada pelo seu valor prognóstico [27]. De facto, foi demonstrado que a evolução para uma paisagem de esclerodermia mais severa, conhecida como "esclerodermia tardia", caracterizada por uma perda significativa de capilares e uma desorganização da arquitectura, foi associada a uma pontuação mais elevada de Rodnan, um risco mais elevado de hipertensão arterial pulmonar, danos intersticiais pulmonares, danos cardíacos, danos vasculares periféricos, e mais recentemente, com excesso de mortalidade [22, 60, 61].

Prospectivamente, quanto mais grave for a paisagem capilaroscópica, maior será o risco de úlcera digital e danos pulmonares graves dentro de 18-24 meses. Este risco aumenta progressiva e significativamente, atingindo um máximo com uma paisagem tardia (respectivos OR para danos digitais e pulmonares: 16.07 e 12.68) [62].

Relativamente às classificações da paisagem escleroderma, as classificações de Maricq e Cutolo mostram sobreposições, especialmente a fase final de Cutolo e o perfil activo de Maricq parecem semelhantes. A classificação de Cutolo em 3 fases em vez de 2 não permite uma melhor correlação com a gravidade da doença.

Num estudo recente chamado Sclerocap, o objectivo era comparar e validar, numa futura série francesa multicêntrica, a capacidade destas 2 classificações para prever complicações graves de SSc [63]. Sclérocap incluiu 387 pacientes consecutivos durante um período de um ano com acompanhamento anual, incluindo avaliação capilaroscópica por videocapilaroscopia. No total, 58 pacientes (15%) tinham um perfil capilaroscópico normal ou não específico no momento da inclusão. Os restantes 329 pacientes foram divididos de acordo com a classificação de Maricq em 212 perfis "lentos" e 117 perfis "activos". Na classificação de Cutolo, os pacientes foram divididos em 87 pacientes "precoces", 144 "activos" e 96 pacientes "tardios". Na análise multivariada, estes dois perfis estavam correlacionados com o número de úlceras digitais (OR para 2 ou mais úlceras 2,0 [1,1-3,8] e 2,6 [1,4-4,7], respectivamente), bem como com uma pontuação de Rodnan superior a 15 (OR 32 [6-158] e 18 [5-62], respectivamente). O nível de hemoglobina foi correlacionado com o estádio "tardio" de Cutolo (Hb < 100 vs > 120 g/l OR 0,223 [0,051-0,980]), e a capacidade pulmonar total (diminuição de 10%) com o estádio "activo" de Maricq (OR = 0,833 [0,717-0,969]). Neste trabalho, o número de úlceras digitais e RSS correlacionou com a fase "activa" de Maricq e a forma tardia de Cutolo [63].

Numa recente revisão da literatura, Soulaidopoulos et al [64] analisaram diferentes estudos que avaliam a associação entre capilaroscopia e lesões de órgãos em Scl. O estudo de Caramachi et al [65] encontrou uma correlação entre a extensão da microangiopatia capilaroscópica (classificação de Cutolo) e o envolvimento vascular periférico, bem como o envolvimento cardíaco, pulmonar e cutâneo.

A capilaroscopia também pode ser utilizada para calcular uma pontuação de risco de úlcera digital que tenha sido validada numa grande coorte [66]. Esta pontuação é calculada utilizando parâmetros quantitativos facilmente identificáveis. Quando atinge um valor limiar de 2,96, o risco de desenvolvimento de uma úlcera digital aos 3 meses é de 62%. O seu valor preditivo positivo é 62,3% e o seu valor preditivo negativo é 97,2%.

Não utilizámos esta pontuação no nosso estudo porque a sua utilização na prática diária é difícil, dada a natureza laboriosa do cálculo deste índice.

Na prática, a capilaroscopia continua a ser uma ferramenta importante para o diagnóstico precoce da esclerodermia. A capilaroscopia peri-ungueal por si só não é um diagnóstico da esclerodermia, uma vez que os capilares podem ser maiores em doentes com outras doenças auto-imunes, como o LES e a dermatomiosite. Os resultados da capilaroscopia devem ser interpretados de acordo com um questionário específico, o exame clínico e os anticorpos detectados.

❖ **Aplicações clínicas da capilaroscopia em Esclerodermia :**

➤ ***Diagnóstico da esclerodermia***: **O** seu reconhecido interesse é o diagnóstico precoce da esclerodermia sistémica num paciente que sofre do fenómeno de Raynaud. Neste caso, a demonstração de uma chamada "paisagem de esclerodermia" (megacapilares, desorganização arquitectónica, rarefacção, manchas avasculares, hemorragias, capilares ramificados) torna possível confirmar o diagnóstico de esclerodermia sistémica ou de uma doença relacionada (doença mista do tecido conjuntivo, dermatomiosite) num doente que consulta o fenómeno de Raynaud. A capilaroscopia foi acrescentada aos critérios de classificação de esclerodermia do American College of Rheumatology/European League Against Rheumatism (ACR/EULAR) de 2013.

O European Scleroderma Trials and Research Group (EUSTAR) iniciou o projecto Very Early Diagnosis Of Systemic Sclererosis (VEDOSS) e subsequentemente definiu a esclerose sistémica precoce para pacientes que não cumprem os critérios ACR/EULAR de 2013 (Tabela XIX e Figura 51).

Quadro XIX: Critérios para esclerodermia muito precoce e precoce [67]

Esclerodermia muito precoce	Presença num doente com fenómeno de Raynaud, dedos rechonchudos e/ou anticorpos antinucleares: anomalias capilares como a paisagem esclerodermal e/ou anticorpos específicos (anti-Sclerodermal ou anti-centrómero)
Esclerodermia precoce	Esclerodermia muito precoce E pelo menos uma das seguintes lesões viscerais: Envolvimento esofágico (refluxo clínico ou hipotonia do esfíncter esofágico inferior sem distúrbio de mobilidade corporal esofágica) Diminuição da DLCO sem HAP ou doença pulmonar intersticial Disfunção cardíaca diastólica (na ausência de hipertensão), Doença cardíaca isquémica ou doença relacionada com a idade Ulceração ou cicatrização digital, telangiectasia, calcinose, artrite Sem definir critérios EULAR/ACR para escleroderma sistémico (pontuação < 9)

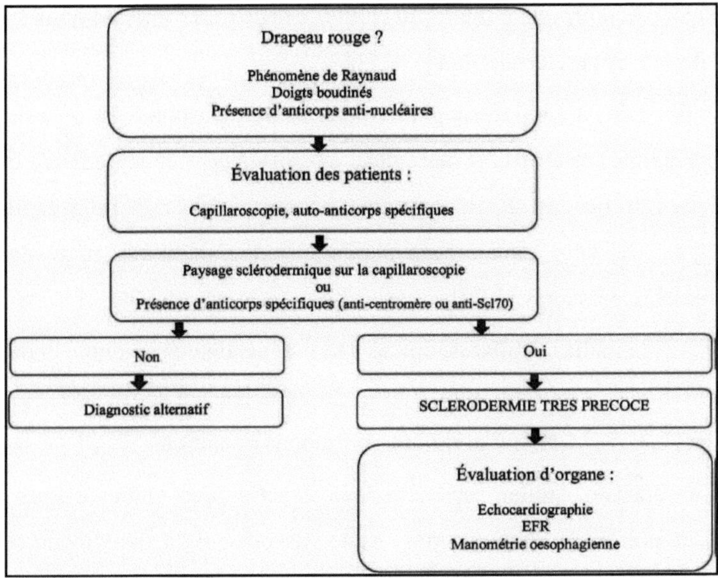

Figura 51: **Árvore de decisão para o diagnóstico de esclerodermia muito precoce de acordo com o grupo EUSTAR. [68]**

➤*__O prognóstico da escleroderma__* capilaroscopia também poderia ser utilizado para identificar pacientes com esclerodermia com maior risco de complicações viscerais utilizando as duas classificações de Maricq e Cutolo.

4.2 Miopatias inflamatórias

❖ Vários tipos de miopatias inflamatórias primárias distinguem-se agora, de acordo com os seus aspectos clínicos e imuno-histoquímicos: polimiosite (PM), dermatomiosite (DM), miosite de inclusão (IM), miosite necrosante autoimune (ANIM) e, para alguns autores, miosite de sobreposição (AM) (no âmbito da síndrome de sobreposição)

❖ As alterações vasculares observadas pela capilaroscopia durante as miopatias inflamatórias são pouco estudadas e pouco conhecidas [69]. O aspecto é semelhante ao da esclerodermia mas distingue-se na dermatomiosite pela variação significativa e rápida na morfologia e arquitectura capilar. A presença simultânea de hemorragia e dilatação capilar é significativamente mais frequente em DM do que em esclerodermia [70, 71].

❖ Em DM, a capilaroscopia caracteriza-se pela presença de pelo menos dois dos seguintes critérios: 1/ rarefacção das enseadas frequentemente dilatadas e altamente ramificadas; 2/ desorganização arquitectónica; 3/ megacapilares; 4/ hemorragias. Existem zonas avasculares e halos papilares marcados estão frequentemente presentes [1,72].

❖ As anomalias capilaroscópicas são independentes da duração da doença e do perfil clínico e imunológico, mas estão associadas à actividade e gravidade da doença [1,73,74] e ao envolvimento pulmonar intersticial.

A rarefacção capilar está associada à actividade global e muscular da doença, enquanto as hemorragias estão associadas à actividade cutânea, dilatação capilar e áreas avasculares sendo mais marcadas na DM com o fenómeno de Raynaud e envolvimento pulmonar, ao contrário da polimiosite.

❖ Na nossa série, a capilaroscopia foi indicada em 11 pacientes com o diagnóstico final de miopatia inflamatória idiopática: dermatomiosite (7 casos), dermatomiosite amiofática (1 caso), polimiosite (1 caso), síndrome anti-sintetase (1 caso) e DM com anticorpos específicos anti-MDA5 (1 caso). A microangiopatia orgânica específica era comum em 8 doentes com a presença de megacapilares.

Ao comparar estes pacientes com pacientes com fenómeno SSc ou Raynaud, os megacapilares foram igualmente frequentes no grupo DM (72,7%) e no grupo escleroderma (62,5%) e ausentes no grupo do fenómeno de Raynaud (0%). A frequência da redução da densidade e das áreas avasculares foi maior nos doentes com esclerodermia (100%) do que nos doentes com DM (27,2%) e fenómeno de Raynaud (27,2%) com uma diferença significativa (p=0,035).

De acordo com a revisão da literatura feita por Bertolazzi et al, estudos em adultos com DM encontraram um padrão de esclerodermia em 63,6 a 88,9%

deles [74], o que é consistente com os nossos resultados (padrão de esclerodermia em 72,7% dos casos).

❖ Num estudo transversal de 48 pacientes com miopatias inflamatórias, Soubrier C et al [69] fizeram uma comparação original de anomalias capilares entre vários subgrupos de miopatias (DM = 17 ; MDA5 = 3, Mi2 = 2, NXP2 = 2, SAE1/2 = 4, TIF1g = 2), miosite sobreposta MC = 8; Pm/Scl = 4, Ku/RNP = 1, SAS = 12 e miopatia necrosante auto-imune (ANIM) = 6; HMGCoA = 4, SRP = 1). A presença de megacapilares (20,8% MC, 9,6% DM, 0,09% SAS, e 0% em MNAI; p=0,05), desorganização acentuada (p=0,001), e um padrão escleroderma (p=0,002) é maioritariamente observada em MC e, em menor grau, em DM. Em contraste, estas anomalias não são observadas em SAS e NAMI. Uma análise de subgrupo de acordo com o tipo de auto-anticorpos não encontrou uma diferença significativa, mas foi limitada pelas pequenas dimensões das amostras. A percentagem de capilares ramificados (p = 0,8), capilares distróficos (p = 0,8), rarefacção capilar (p = 0,2), presença de trombose (p = 0,3) ou hemorragia (p = 0,8) não diferiram entre os subgrupos. Uma análise de subgrupos por tipo de autoanticorpo não encontrou uma diferença significativa, mas foi limitada pelos pequenos tamanhos das amostras.

❖ Num estudo prospectivo recente, Kubo S et al [75] investigaram o significado clínico e imunológico das anomalias capilaroscópicas em 70 pacientes com miosite não tratada na altura da inclusão. Os autores encontraram anomalias capilaroscópicas em 55,7% dos doentes, com uma prevalência duas vezes maior em doentes com DM (65,4%) em comparação com doentes com outras miosites (27,8%; p=0,01).A frequência de anomalias capilaroscópicas também variou de acordo com o tipo de anticorpo: a prevalência de anomalias capilaroscópicas foi significativamente maior em doentes com anti-MDA5 (87,5%) e anti-TIF1γ (88,9%) anticorpos em comparação com anti-sintéticos (26,9%;<0,001).No estudo histológico das biópsias de pele, a infiltração linfocítica perivascular na derme superior foi mais grave em doentes com anomalias capilaroscópicas (p<0,05). Neste estudo, em contraste com a esclerodermia, as anomalias capilaroscópicas desapareceram em 75% dos doentes após um ano de tratamento imunomodulador.

❖ Os doentes com SAS apresentam um quadro clínico, serológico e histológico específico, independentemente do envolvimento da pele. De facto, em termos de anatomopatologia do tecido muscular, os pacientes com SAS apresentam necrose perifascicular, ao contrário dos pacientes com DM que apresentam atrofia perifascicular.

A SAS difere da DC e DM na ausência de megacapilares, desorganização, zona avascular e rarefacção capilar. No entanto, nestes pacientes, a taxa de ramificações capilares, distrofias menores, trombose, hemorragia e densidade capilar era semelhante à da DM.

Selva-O'Callaghan A et al [76] encontraram uma maior frequência de microhemorragia e dilatação capilar em doentes com DM em comparação com doentes com PM, mas não reportaram qualquer diferença com doentes com anticorpos anti-sintetase (n = 16) ou anticorpos específicos PM ou Scl (n = 6).

No nosso estudo, observámos que o paciente com SAS tinha anomalias capilaroscópicas significativas com um padrão escleroderma (densidade reduzida, presença de megacapilares e áreas hemorrágicas). Este padrão de esclerodermia tem sido raramente relatado na literatura, e, tanto quanto sabemos, apenas uma observação foi descrita de uma mulher de 57 anos com SAS (Figura 52) [71].

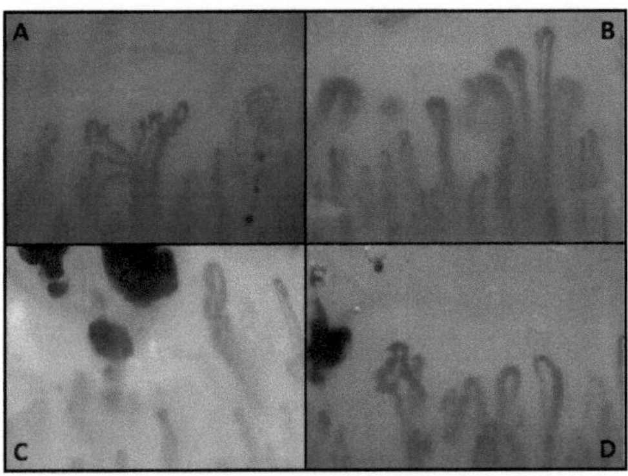

Figura 52: Padrão de esclerodermia activa, durante a SAS [71]

❖ Clinicamente, a dermatomiosite amio-pática (CADM) representa 10-18,8% da dermatomiosite e está correlacionada com a presença de anticorpos *associados ao gene 5 (MDA 5) de diferenciação anti-melanoma* em 22,7% dos casos. O anti-CADM-140 visa a proteína MDA5 (Melanoma Differentiation Associated Gene 5), que está envolvida na imunidade inata. É encontrada em 10-30% de DM. Tipicamente, os doentes anti-MDA5+ apresentam SID grave, úlceras de pele digitais e artrite. O envolvimento muscular é geralmente moderado ou em alguns casos ausente (DM amiofática) [77]. Num estudo muito recente em 2021, Hamaguchi Y et al avaliaram anomalias capilaroscópicas em 11 pacientes com DM anti-MDA5 [78]. As anomalias observadas foram dilatação capilar irregular, redução da densidade, hemorragias, ramificações capilares, desorganização arquitectónica e megacapilares. Estas anomalias foram significativamente reversíveis após tratamento de DM.

No nosso estudo, a capilaroscopia mostrou o aparecimento de microangiopatia orgânica (densidade reduzida, dilatações capilares e neoangiogénese) no paciente de 52 anos de idade com anti-MDA5 DM grave (envolvimento muscular mínimo, ulcerações cutâneas e doença pulmonar intersticial rapidamente progressiva), o que é consistente com a literatura.

❖ Em conclusão, a capilaroscopia poderia ser uma ferramenta útil para a classificação e para a discriminação entre diferentes subgrupos de miosite. O seu valor no seguimento de pacientes deve ser avaliado.

4.3 Conjuntividades mistas e síndrome de Sharp

❖ Nas conectividades mistas, podem ser observados vários tipos de lesões: microhemorragia, distrofia capilar dilatada e megacapilares [2](Figura 53). O aspecto é semelhante ao padrão escleroderma [39] (50-65%) mas a rarefacção de enseadas, manchas desertas e megacapilares são menos frequentes, enquanto os capilares regressivos são mais abundantes.

❖ A neoangiogénese significativa é a característica predominante nas formas de conectividade mistas que progridem para SSc [79, 80]. As manchas avasculares são significativamente mais frequentes no envolvimento pulmonar e a densidade capilar é frequentemente reduzida em doentes tratados com imunossupressores [81].

No nosso estudo, a capilaroscopia mostrou a uma paciente de 23 anos com síndrome de Sharp uma grande distrofia com capilares dilatados sem megacapilares e a presença de hemorragia.

4.4 Lúpus eritematoso sistémico

❖Em lúpus, a capilaroscopia é caracterizada por uma tríade de anomalias morfológicas (enseadas longas, polimórficas em 40% dos casos), fluxo granular escuro com lodo e um plexo venoso visível que é por vezes anárquico [1, 79, 82, 83, 84]. As anomalias capilaroscópicas não são específicas da doença nem correlacionadas com o perfil hemodinâmico ou imunológico do LES e o exame pode ser normal em até 50% dos casos [1,85] (Figura 53).

❖ Num estudo prospectivo que inclui 51 pacientes (44 mulheres e 7 homens) com LES e/ou lesões cutâneas, a capilaroscopia foi normal ou não específica em 88% dos casos. Foi observada uma paisagem escleroderma em 30% (5/17) dos pacientes com lesões digitais, em comparação com 3% (1/34) dos pacientes sem lesões digitais. Na análise multivariada, a presença de uma paisagem de esclerodermia foi significativamente associada à presença de lesões digitais (83,3% vs. 26,7%, OU 13,75 [1,45-130], p=0,01) e lesões erosivas (33,3% vs. 0%, p=0,002), mas não com o tipo de LES ou a presença do fenómeno de Raynaud [86].

❖Alguns estudos descobriram que as anomalias capilaroscópicas estão significativamente associadas a escores de actividade da doença (SLEDAI), à presença de auto-anticorpos (anticardiolipina, anti-Smith, ADN anti-nativo), níveis elevados de VEGF e envolvimento de órgãos [83, 87, 88].

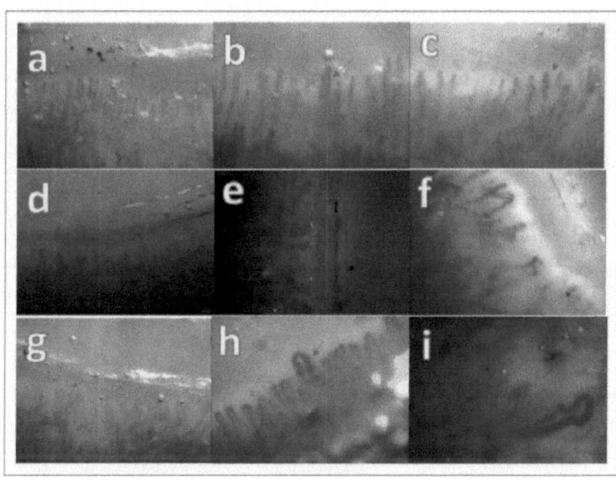

Figura 53: Anormalidades capilares observadas no LES.(a) Microhemorragia, (b) alongamento capilar, (c) padrão de cruzamento, (d) e (e) tortuosidades (f) e (g) anomalias de distribuição capilar (h) e (i) capilares dilatados [85]

4.5 Síndrome dos antifosfolípidos

De acordo com alguns estudos, na síndrome antifosfolipídica (SAF), podem ser observadas microhemorragias globalmente simétricas [89](Figura 55) na presença de manifestações trombóticas, que estão significativamente associadas à presença de anticardiolipinas do tipo IgM ou IgG ou antiβ 2 glicoproteína I [90].

Anomalias morfológicas, visibilidade do plexo venoso e fenómeno de lodo foram encontradas tanto na APS primária como na secundária. No entanto, uma variação no comprimento das enseadas capilares é notavelmente mais frequente na EPA primária, enquanto que a presença de microhemorragia foi mais notável na EPA secundária ao lúpus [91].

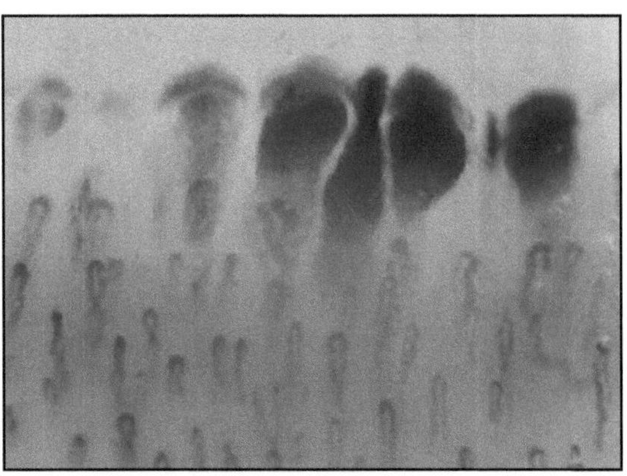

**Figura 54: Aparecimento de microhemorragia recente em forma de pente em APS (Ampliação ×
200) [89].**

4.6 Síndrome de Sjögren

Na síndrome de Sjögren primária, a capilaroscopia é normal em 59% dos casos, mas capilares cruzados ou uma confluência de hemorragias pericapilares foram descritos especialmente na presença do fenómeno de Raynaud [92,93], e foram encontradas anomalias semelhantes às observadas em SSc em 11,5-80% dos doentes com síndrome de Sjögren com anticorpos anti-centrómeros positivos e o fenómeno de Raynaud associado [92].

Anormalidades inespecíficas (sinuosas, cruzadas, capilares de forma atípica e proeminência do plexo venoso) foram descritas em 29,5% dos casos. Não parece existir qualquer correlação entre anticorpos séricos e anomalias capilares [92].

4.7 Outras doenças sistémicas

❖ Para outras etiologias do fenómeno de Raynaud, artrite reumatóide (AR), vasculite, os aspectos relatados são muito menos específicos.

❖ Na artrite reumatóide, a visibilidade das vênulas e a clareza do fundo são explicadas pela atrofia da pele, de acordo com Carpentier e Franco [2]. As diferentes anomalias encontradas confirmam a natureza orgânica da microangiopatia na artrite reumatóide.

Numa série de 80 pacientes de AR, Drevet et al. encontraram edema pericapilar (74%), mais comum na vasculite reumatóide sistémica, neogénese capilar (59%), hemorragia espontânea (28%) e atrofia cutânea (54%) [94].

Num estudo que incluiu 430 pacientes com AR, (idade média 51,03±14,54 (19-87 anos), 359 mulheres e 71 homens), as anomalias foram angiogénese (74,7%) e tortuosidade (99,5%). 20,9% dos pacientes tinham um padrão de esclerodermia [95].

Capilares finos, alongados e tortuosos, fluxo granular rápido, vasolabilidade, plexo venoso visível e anárquico e um fundo claro e muito pálido que por vezes alberga microhemorragia foram notificados sem qualquer especificidade da doença [1]. A presença de um perfil esclerodermia é rara na artrite reumatóide e merece um acompanhamento atento.

❖ Num estudo de avaliação da capilaroscopia em 15 pacientes com vasculite, foram encontradas microhemorragias não específicas em 73% dos casos [96]. Na poliarterite nodosa e na vasculite necrosante, a capilaroscopia é frequentemente normal na ausência do fenómeno de Raynaud. Na presença do fenómeno de Raynaud, pode apresentar rarefacção capilar, múltiplas microhemorragia e edema generalizado. No caso de necrose digital, edema significativo com desfocagem pericapilar e hemorragias múltiplas são frequentemente observados sem especificidade etiológica. A rarefacção capilar associada à diminuição da velocidade dos eritrócitos tem sido descrita na doença de Kawasaki numa população pediátrica [97].

❖Nas doenças vasculares sem síndrome de Behçet, síndrome antifosfolipídica, periarterite nodosa, o exame não fornece realmente qualquer elemento de diagnóstico.

Movasat et al. identificaram anomalias capilaroscópicas em 40% dos 128 doentes com a doença de Behçet. A dilatação capilar foi associada ao aparecimento da doença numa idade jovem, à tensão arterial elevada, à presença de flebite superficial e a um teste de patogenia negativo. As hemorragias parecem estar associadas ao envolvimento das articulações [98].

❖ Na doença de Buerger, a sugestiva aparência capilaroscópica caracteriza-se por enseadas capilares finas, longas (>500µ m), rectas e esparsas sobre um fundo pálido [1,2]. A capilaroscopia é normalmente normal na ausência do fenómeno de Raynaud. No caso de necrose digital, as bobinas capilares adjacentes ao sítio necrótico são desorganizadas, com neogénese mascarada por um edema extenso.

❖ Na psoríase, a capilaroscopia periungual mostra uma rarefacção das enseadas capilares com uma redução no seu calibre e comprimento, associada a edema especialmente na presença de envolvimento de unhas ou articulações[99,100]. Distrofias menores são mais frequentes e os plexos venosos são visíveis.

❖O quadro XX mostra os principais achados capilaroscópicos noutras doenças: fascite eosinofílica (síndrome de Shulman), espondilite anquilosante, distidroidismo, doença de Crohn ....

Quadro XX: **Capilaroscopia em doenças menos exploradas [1]**

Doença	*Aspectos capilaroscópicos*
Fascite eosinófila	Frequentemente normal
Espondilite anquilosante	Desbaste do cabelo, distrofias e névoa pericapilar
Destilestiroidismo	Fluxo capilar e velocidade de reperfusão 1 minuto após a oclusão digital: significativamente mais lento mas normalizado após a restauração do euthyroidismo (hipotiroidismo); acelerado sem alteração significativa após a restauração do euthyroidismo (hipertiroidismo)
Fibromialgia	Normal
Doença de Crohn	Edema discreto, fundo pálido, rarefacção capilar (6-8/mm), enseadas finas alongadas, distrofias menores e dilatação do plexo venoso Distrofia ampliada e neoangiogénese focal
Insuficiência renal crónica	Maiores alterações microcirculatórias e anomalias arquitectónicas em hipertensão prolongada
Doença de Rendu-Osler	Capilares gigantes (>150 _m) distribuídos entre capilares normais e telangiectasias (ao contrário da esclerodermia) Capilaroscopia na parte de trás da mão: megacapilares invisíveis a olho nu
Velhice	Capilares mais sinuosos e distróficos, menos densos, mais finos e inomogeneamente mais longos Atrofia da pele com capilares muito finos ligados a vênulas proeminentes: aspecto de "paliçada

V-CONCLUSÃO

A capilaroscopia é uma ferramenta de diagnóstico potente, reprodutível, não invasiva e muito barata utilizada em medicina interna para a avaliação etiológica do fenómeno de Raynaud e para o diagnóstico precoce da esclerodermia. É uma ferramenta básica do médico internista e vascular na exploração da microcirculação cutânea e é extremamente eficaz e relevante para a detecção precoce de doenças sistémicas.

O nosso estudo, o primeiro realizado na Tunísia sobre a contribuição da vídeo-capilaroscopia na medicina interna, é inovador, com especial carácter quantitativo do estudo capilaroscópico.

O uso rotineiro mais comum da capilaroscopia é para o fenómeno de Raynaud, mas na prática este exame vai muito além do âmbito restrito do fenómeno de Raynaud. As indicações para a capilaroscopia expandiram-se consideravelmente nos últimos 10 anos, não só para o diagnóstico mas também para o prognóstico de connectivites e muitas outras patologias com alterações microcirculatórias.

No nosso estudo realizado num departamento de medicina interna onde as doenças sistémicas são frequentes, foram frequentemente encontradas anomalias capilaroscópicas em 76,9% dos pacientes. Foi observada uma diminuição do número de capilares (número de capilares entre 7 e 8/mm) em 11 casos (21%) e uma rarefacção (número de capilares entre 2 e 6/mm) em 4 casos (7,6%). Uma área deserta ou avascular foi visualizada em 4 pacientes (7,6%). Os megacapilares foram visualizados em 27% dos casos. Capilares regressivos foram observados em 27% dos pacientes. Capilares ramificados foram encontrados em 27% dos pacientes (14 casos). A ramificação anárquica de capilares finos desorganizados esteve presente em 6 casos (11,5%). Microangiopatia orgânica e alterações do padrão escleroderma foram relativamente frequentes em 31% dos pacientes (16 casos). Foi encontrada distrofia específica em 24 casos (46%), um dos quais era consistente com dermatomiosite (DM) e um com esclerodermia localizada.

No final da nossa análise clínica, imunológica e capilaroscópica, concluímos a esclerodermia em 8 casos, a miopatia inflamatória em 11 casos (incluindo 7 casos de dermatomiosite, 1 caso de dermatomiosite amioplásica, 1 caso de polimiosite, 1 caso de síndrome anti-sintetase e 1 caso de DM com anticorpos anti-MDA5 específicos), lúpus eritematoso sistémico em 1 caso, síndrome de Sjögren em 1 caso, acrocianose em 1 caso, esclerose cutânea em 1 caso e doença pulmonar infiltrativa difusa com ANA positiva em 2 casos. A síndrome de Sharp foi diagnosticada em 1 caso, uma doença do tecido conjuntivo indeterminada em 2 casos e a síndrome de Shulman em 1 caso.

O fenómeno de Raynaud é o principal sintoma para a realização da capilaroscopia. No nosso estudo, as indicações de capilaroscopia vídeo foram dominadas pela suspeita e/ou avaliação de uma doença do tecido conjuntivo com NAAs positivas em 30 casos (58%) e/ou pela presença do fenómeno de Raynaud em 28 casos (54%).

Assim, no caso do fenómeno de Raynaud, o interrogatório e o exame clínico, incluindo um teste Allen, podem fornecer uma orientação diagnóstica. Isto é complementado por uma capilaroscopia peri-ungual e pela procura de NAAs, que validam o trabalho mínimo para o seguimento do fenómeno de Raynaud definido por um consenso de especialistas. Uma capilaroscopia normal é um argumento adicional a favor da doença de Raynaud. Um elevado título de NAA aponta para uma condição disimune, tal como a conjuntivite. Na ausência de anomalias biológicas e capilaroscópicas, os pacientes com o fenómeno de Raynaud só podem ser tranquilizados a reconsultar se houver uma alteração clínica no fenómeno de Raynaud.

A capilaroscopia continua a ser uma ferramenta importante para o diagnóstico precoce da esclerodermia com valor no acompanhamento de pacientes. Pode também ajudar a identificar os pacientes com esclerodermia com maior risco de complicações viscerais. Pode ser uma ferramenta útil para a classificação e para a discriminação entre diferentes subgrupos de miosite.

REFERENCIAS

1. Jammal M , Kettaneh A , Cabane J , Tiev K , Toledano C.
Capilaroscopia perirrugal: uma avaliação simples e fiável de qualquer patologia de microcirculação
Rev Med Interne 2015;36(9):603-12.

2. Carpentier P, Franco A.
Capilaroscopia peri-ungueal.
Paris: Deltacom; 1981.

3. Grover C, Jakhar D, Mishra A, Singal A.
Capilaroscopia de pregos para os dermatologistas.
Indiano J DermatolVenereolLeprol, 2021 (no prelo)

4. Cutolo M, Smith V.
Detecção de alterações microvasculares na esclerose sistémica e outras doenças reumáticas.
Nat RevRheumatol. 2021;17(11):665-677.

5. Cutolo M, Grassi W, MatucciCerinicM .
O esfenómeno de Raynaud e o papel da capilaroscopia.
ArthritisRheum2003;48:3023-30.

6. De Angelis R, Cutolo M, Salaffi F, Restrepo JP, Grassi W.
Avaliação quantitativa e qualitativa da experiência de um reumatologista com um programa de auto-aprendizagem em videocapilaroscopia.
Clin ExpRheumatol. 2009; 27(4):651-3.

7. Van den Hoogen F, Khanna D, Fransen J, Johnson SR, Baron M, Tyndall A, et al.
2013 Critérios de Classificação para Esclerose Sistémica: Um Colégio Americano de Rheumatology/European League Against Rheumatism Collaborative Initiative. ArthritisRheum2013;65:2737–47.

8. Bohan A, Peter JB.
Polimiosite e Dermatomiosite.
New England Journal of Medicine. 1975;292(7):344-7.

9. Troyanov Y, Targoff IN, Tremblay J-L, Goulet J-R, Raymond Y, Senécal J-L. Novela
classificação das miopatias inflamatórias idiopáticas com base na síndrome da sobreposição
características e auto-anticorpos: análise de 100 doentes franceses canadianos.
Medicina (Baltimore). 2005;84(4):231-49.

10. Benveniste O, Stenzel W, Allenbach Y.
Avanços no diagnóstico serológico de miopatias inflamatórias.
CurrOpinNeurol. 2016;29(5):662-73.

11.   Referência do Colégio de Professores de Medicina vascular:
Capilaroscopia. [Online].
http://www.angioweb.fr
[acedido a 24 de Outubro de 2021].

12.   SenetaP, Fichel F, Baudot N, Gaitz JP, Tribout L, Frances C.
Capilaroscopia peri-ungueal em dermatologia.
Anais de Dermatologia e Venereologia 2014; 141: 429-437

13.   Cutolo M, Sulli A, Pizzorni C, Accardo S.
Avaliação da microvascularização dos danos na esclerose sistémica por via
  pregofolfoldvideocapilar.
J Rheumatol. 2000;27(1):155-60.

14.   Cutolo M, Sulli A, Secchi ME, Olivieri M, Pizzorni C.
A contribuição da capilaroscopia para o diagnóstico diferencial das auto-
  imunediseses conectivas.
Melhor PractResClinRheumatol. 2007;21(6):1093-108.

15.   Maricq HR, Weinberger AB, LeRoy EC.
Detecção precoce de escleroderma-espectrumdisorders por capilar-microscopia in
  vivo:um estudo prospectivo de pacientes com o esfenómeno de Raynaud.
J Rheumatol. 1982;9(2):289-91.

16.   VayssairatM.
Capilaroscopia em França e no mundo. Porquê e como se desenvolveu?
Journal of Vascular Diseases 2011; 36 (2):95.

17.   Maricq HR, LeRoy EC.
Padrões de anomalias capilares dos dedos na doença do tecido conjuntivo por
  microscopia de "campo largo".
ArthritisRheum1973;16:619-28.

18.   Smith V, et al; EULAR Study Group on Microcirculation in RheumaticDiseases
  and the SclerodermaClinical Trials Consortium Group on Capillaroscopy.
Normalização da capilaroscopia de pregos para a avaliação de doentes com
  esfenómeno de Raynaud e esclerose sistémica.
AutoimmunRev. 2020;19(3):102458.

19.   Humbert, P., J. Sainthillier, S. Mac-Mary, A. Petitjean, P. Creidi, Aubin F .
Capilaroscopia   e   videocapilaroscopia   avaliação   da   microcirculação
  cutânea:abordagens dermatológicas e cosméticas.
Journal of CosmeticDermatology 2005; 4(3), 153-162.

20.   Dima A, Berza I, Popescu DN, Parvu MI.

Capilaroscopia de pregos em doenças sistémicas: breve visão geral da internalmedicina.
Rom J Intern Med. 2021;59(3):201-217.

21. Sirufo MM, Bassino EM, De Pietro F, Ginaldi L, De Martinis M.
Capilaroscopia de pregos: Prática clínica em condições não reumáticas.
MicrovascRes. 2021;134:104122.

22. Sambataro D, Sambataro G, Libra A, Vignigni G, Pino F, Fagone E, Fruciano M, Gili E, Pignataro F, Del Papa N, Vancheri C.
NailfoldVideocapillaroscopyis uma ferramenta útil para reconhecer formas definidas de Esclerose Sistémica e IdiopáticaInflamatóriaMiosite em Doenças Pulmonares Intersticiais.
Diagnósticos (Basileia). 2020;10(5):253.

23. Cutolo M., Sulli A., Smith V.
Como realizar e interpretar a Capilaroscopia.
Best PractRes Clin Rheumatol. 2013; 27(2):237-48.

24. Chojnowski M, Felis-Giemza A., Olesińska.
Capilaroscopia - Um papel na reumatologia moderna.
Reumatologia. 2016;54(2):67–72.

25. Guyton AC, J. H.
Manual de Fisiologia Médica. 2002 ;
PICCIN.

26. Rowell LB.
Controlo reflexivo da cutaneousvasculatura.
The journal of investigativedermatology 1977; 69, 154-166.

27. Ingegnoli F, Ardoino I, Boracchi P, Cutolo M, EUSTAR co-autores.
Nailfoldcapillaroscopia em esclerose sistémica: dados da base de dados EULAR de ensaios e investigação de esclerodermia (EUSTAR).
MicrovascRes2013;89:122-8.

28. Pavlov-Dolijanovic S, Damjanov NS, Stojanovic RM, VujasinovicStupar NZ, Stanisavljevic DM.
Padrão escleroderma de alterações do capilar como valor preditivo para o desenvolvimento de uma doença do tecido conjuntivo:um estudo de seguimento de 3029 pacientes com o esfenómeno do Raynaud primário.
Rheumatol Int 2012;32:3039-45.

29. Smith V, Vanhaecke A, Herrick AL, Distler O, Guerra MG, Denton CP, et al.
Amálgama rápida de pistas: Como diferenciar um "padrão esclerodermia" de um "padrão não esclerodermia" .
AutoimmunRev. 2019:102394.

30.   Hofstee HM, Serné EH, Roberts C, Hesselstrand R, Scheja A, Moore TL, et al.
Um estudo multicêntrico sobre a fiabilidade do assédio qualitativo e quantitativo de unhas-foldvideocapilaroscopias.
Rheumatology2012;51:749-55.

31.   Ben Salem T., Tougorti M, Bziouech S, Lamloum M, Khanfir M, Ben Ghorbel I, Houman MH.
Perfil etiológico do fenómeno secundário de Raynaud num departamento de medicina interna. Cerca de 121 pacientes
Journal of Vascular Medicine 2018; 43: 29-35

32.   Wu PC, Huang MN, Kuo YM, Hsieh SC, Yu CL.
Aplicabilidade clínica da capilaroscopia quantitativa das unhas no diagnóstico diferencial de doenças do tecido conjuntivo com o esfenómeno de Raynaud. J Formos Med Assoc 2013;112:482-8.

33.   Arvanitaki A, Giannakoulas G, Triantafyllidou E, Pagkopoulou E, Boutou A, Garyfallos A, Karvounis H, Dimitroulas T.
Alterações unhafoldvideocapilaroscópicas em pacientes com hipertensão arterial pulmonar associada a doenças do tecido conjuntivo.
Rheumatol Int. 2021;41(7):1289-1298.

34.   Chanpraprapaph K, Fakprapai W, Limtong P, Suchonwanit P.
NailfoldCapillaroscopiaCom Microscopia Digital USB em Doenças do Tecido Conjuntivo: Um Estudo Comparativo de 245 Pacientes e Controlos Saudáveis.
Front Med (Lausanne). 2021;8:683900.

35.   Rebai **R,** Mokaddem **W,** Ambid-Lacombe **C,** Bura-Riviere **A.**
Viabilidade e reprodutibilidade da capilaroscopia periungual em crianças: estudo REFACE
Journal of Vascular Diseases 2014; 39: 334

36.   Ingegnoli F, Boracchi P, Gualtierotti R, Lubatti C, Meani L, Zahalkova L, et al.
Modelo prognóstico baseado na capilaroscopia das unhas para a identificação de doentes com esfenómenos de Raynaud em alto risco para o desenvolvimento de um distúrbio do espectro esclerodermaspectrum: PRINCE (índice prognóstico para o exame capilaroscópico das unhas).
ArthritisRheum2008;58:2174-82.

37.   Ziegler S, Brunner M, Eigenbauer E, Minar E.
O resultado a longo prazo do esfenómeno primário do Raynaud e a sua conversão em doença do tecido conjuntivo: uma análise retrospectiva de 12 anos do doente.
Escândalo J Rheumatol2003;32:343-7.

38.   Jouanny P, Cl.Schmidt Cl,Feldmann L,SchmittJ.
Valor diagnóstico da capilaroscopia peri-ungual nas doenças sistémicas. Sobre uma análise estatística cega de uma série contínua de 354 exames.
La Revue de Médecine Interne 1991 ;12 (6) : S308

39. Nagy Z, Czirják L.
Capilaroscopia digital de pregos em 447 pacientes com doença do tecido conjuntivo e doença de Raynaud.
J EurAcadDermatolVenereol2004;18:62-8.

40. Meyer O.
Gestão da síndrome de Raynaud Como é diagnosticada? Qual é o tratamento adequado?
Rheumatos 2011; 8 (68):157-164.

41. LeRoy EC, Medsger TA Jr.
Raynaud sphenomenon:aproposal para classificação.
Clin ExpRheumatol 1992; 10: 485-8.

42. Cutolo M, Pizzorni C, Secchi ME, Sulli A.
Capilaroscopia.
Best PractResClinRheumatol2008;22:93-108.

43. Koenig M, Joyal F, Fritzler MJ, Roussin A, Abrahamowicz M,Boire G, et al.
Autoanticorpos e danos microvasculares são factores de previsão independentes para a progressão do esfenómeno de Raynaud para a esclerose sistémica: estudo prospectivo de 586 doentes ao fim de vinte anos, com validação dos critérios propostos para a esclerose sistémica precoce.
ArthritisRheum2008;58:3902-12.

44. Ingegnoli F, Ughi N, Crotti C, Mosca M, Tani C.
Resultados, taxas e preditores de transição do esfenómeno de Raynaud isolado: análise assistemática e meta-análise.
Swiss Med Wkly2017;147:w14506.

45. Spencer-Green G.
Resultados no fenómeno Raynaud primário: análise da frequência, taxas, e preditores de transição para os segundos para-diseases.
Arch Intern Med 1998; 158: 595-600.

46. Bellando-Randone S, Guiducci S, Matucci-Cerinic M.
Diagnóstico muito precoce da esclerose sistémica.
Pol Arch Med Wewn. 2012;122 Suppl 1:18-23.

47. LazarethI.
Valor diagnóstico da capilaroscopia em acrossíndromos.
Journal of Vascular Diseases 2011; 36(2):96-96

48. Planchon B, Pistorius MA.
Capilaroscopia e acrossíndromos vasculares.
J MalVasc1999;24:357-62.

49. Walker UA, Tyndall A, Czirják L, Denton C, Farge-Bancel D, Kowal-BieleckaO, et al.
Clinicalriskassessment of organ manifestations in systemicsclererosis:a report from the EULAR Scleroderma Trials And Research group database.
AnnRheum Dis 2007;66:754-63.

50. LeRoy EC, Medsger TA Jr.
Critérios para a classificação da esclerose sistémica precoce.
J Rheumatol2001;28:1573-6.

51. Cepeda E J, Reveille JD.
Insystemicsclerosis and fibrosing syndromes: clinical indications and relevance.
Opinião actual em Reumatologia2004; 16: 723-732.

52. Sobanski V, Giovannelli J, Allanore Y, Riemekasten G, Airò P, Vettori S, et al.
Fenótipos determinados pela análise de agregados e a sua sobrevivência no futuro EuropeanScleroderma e Researchcohort de pacientes com esclerose sistémica.
ArthritisRheumatol2019; 71:1553- 70.

53. Joyal F. Choquette D. Roussin A. Levington C. Senecal J.-L.
Avaliação da severidade da esclerose sistémica por capsularoscopia das unhas em 112 doentes.
Angiologia. 1992; 43 (3 I): 203-210.

54. Zanatta E, Famoso G, Boscain F, Montisci R, Pigatto E, Polito P, et al.
Nailfoldavascular score e coronarymicrovasculardysfunction in systemicsclerosis: Uma associação digna de notícia.
AutoimmunRev2019;18:177–83.

55. Joyal F, Choquette D, Roussin A, Levington C, Senecal JL.
Nailfoldcapillarymicroscopy in Raynaud sphenomenon:astudy of 454 patients. In: Boccalon H ed. Angiologia. Paris: John Libbey, 1988: 535-536.

56. Scussel-Lonzetti L, Joyal F, Raynauld JP, et al.
Predictingmortalidade na esclerose sistémica:análise de uma coorte de 309 doentes franceses canadianos com ênfase em características no diagnóstico como factores preditivos de sobrevivência.
Medicina (Baltimore) 2002; 81:154-167.

57. Cutolo M, Pizzorni C, Tuccio M, Burroni A, Craviotto C, BassoM ,Seriolo B, Sulli A.
Padrões de Nailfoldvideocapilaroscopia e serumautoanticorpos em
esclerose sistémica.
Reumatologia2004; 43: 719-726.

58. Avouac J, Lepri G, Smith V, Toniolo E, Hurabielle C, Vallet A, et al.
As examinações seqüenciais de caracolfoldvideocapilaroscopia têm capacidade de resposta para detectar a progressão de órgãos na esclerose sistémica.

SeminArthritisRheum2017;47:86–94.

59. Mihai C, Landewé R, van der Heijde D, Walker UA, Constantin PI, Gherghe AM, et al.
A úlcera digital prevê um curso de agravamento da doença em doentes com esclerose sistémica. Ann Rheum Dis 2016;75:681-6.

60. Smith V, Riccieri V, Pizzorni C, Decuman S, Deschepper E, Bonroy C, et al.
Nailfoldcapillaroscopia para a previsão de um futuro novo envolvimento de organismos graves na esclerose sistémica.
J Rheumatol2013;40:2023-8.

61. Kayser C, Sekiyama J, Próspero L, Camargo C, Andrade L.
Anormalidades naifoldcapilaroscopias como preditores de mortalidade em pacientes com esclerose sistémica.
Clin ExpRheumatol2013;31:103-8.

62. Smith V, Decuman S, Sulli A, Bonroy C, Piettte Y, **DeschepperE, et al.**
Será que os padrões piorados de esclerodermacapilaroscopia prevêem uma futura participação grave de organismos? Um estudo piloto.
Ann Rheum Dis 2012;71:1636-9.

63. ParafusoC, Blaise S,Imbert B, Constans J,SCLEROCAP.
Classificações capilaroscópicas e doença grave na esclerodermia sistémica. Resultados na inclusão do estudo Sclerocap.
La Revue de Médecine Interne 2018; 39 (Suplemento 2): 42-43.

64. Soulaidopoulos S, Triantafyllidou E, Garyfallos A, Kitas GD, Dimitroulas T.
O papel da capilaroscopia de pregos na avaliação do envolvimento de órgãos internos na esclerose sistémica:
Uma revisão crítica. AutoimmunityReviews. 2017;16(8):787-95.

65. Caramaschi P, Canestrini S, Martinelli N, Volpe A, Pieropan S, Ferrari M, et al.
Os pacientes com esclerodermia com padrões nailfoldvideocapilaroscópicos são associados a doençasubset e doençasevereveridade.
Rheumatology. 2007;46(10):1566-9.

66. Sebastiani M, Manfredi A, Vukatana G, Moscatelli S, Riato L, Bocci M, et al.
Predictiverole de índice de ulcerrisose cutânea capilar em esclerose sistémica: um estudo de validação multicêntrico.
AnnRheum Dis 2012;71:67-70.

67. Michaud M, et al.
Actualização sobre a esclerodermia muito cedo e a esclerodermia precoce.
Rev Med Interne 2019;40(8):517-522.

68. Avouac J, Fransen J, Walker UA, Riccieri V, Smith V, Muller C, et al.

Preliminarycriteria for the veryearlydiagnosis of systemicsclerosis:results of a DelphiConsensusStudyfrom EULAR Scleroderma Trials and Research Group. AnnRheum Dis 2011;70:476-81.

69. C. Soubrier , J. Seguier , M.P. Dicostanzo , M. Ebbo , E. Jean , E. Bernit , et al.
Anomalias capilaroscópicas em miopatias inflamatórias: um estudo transversal de um único centro de 48 pacientes.
The Journal of Internal Medicine 2018;39 (1): A116.

70. Mugii N, Hasegawa M, Matsushita T, Hamaguchi Y, Horie S, Yahata T, et al.
Associação entre a detecção de capilares por via oral e a actividade de dermatomyositis.
Rheumatology2011;50:1091–8.

71. Cassone G, Sebastiani M, Cavagna L, Triantafyllias K, Codullo V, Salvarani C, Manfredi A.
Videocapilaroscopia de pregos na síndrome antissintetase.
Reumatismo. 2018;70(4):257-258.

72. Cortes S, Cutolo M.
Padrões capilaroscópicos em doenças reumáticas.
Acta Rheu-matol Porto 2007;32:29-36.

73. Johnson **D,** van Eeden **C,** Moazab N, **et al.**
NailfoldCapillaroscopyAbnormalidadesCorrelação Com Actividade de Doença na Dermatomiosite Adulta
Front Med (Lausanne) 2021;8:708432.

74. Bertolazzi C, Cutolo M, Smith V, Gutierrez M.
O estado da arte da onnailfoldcapilaroscopia em dermatomiosite e polimiosite.
SeminArthritisRheum. 2017;47(3):432-444.

75. Kubo S, Todoroki Y, Nakayamada S, Nakano K, Satoh M, Nawata A, et al.
Importância da nailfolfoldvideocapilaroscopia em doentes com miopatias inflamatóriasidiopáticas.
Reumatologia (Oxford). 2019 Jan 1;58(1):120-130.

76. Selva-O'Callaghan A, Trallero-Araguás E, Grau-Junyent JM, Labrador-Horrillo M.
Malignidade e miosite:novelautoanticorpos e novos conhecimentos:
Current Opinion in Rheumatology. 2010;22(6):627-32.

77. Hall JC, Casciola-Rosen L, Samedy L-A, Werner J, Owoyemi K, Danoff SK, et al.
Dermatomiosite Anti-MelanomaDiferenciação-Associada à Proteína 5-Associada à Dermatomiosite:Expandindo o Espectro Clínico: ClinicalFeatures of Anti-MDA-5-Positive Patients (Características Clínicas dos Pacientes Anti-MDA-5-Positivos).
Arthritis Care &Research. 2013;65(8):1307-15.

78. Hamaguchi Y, Mugii N, Matsushita T, Takehara K.
Alterações a longo prazo nas anomalias capilares das unhas e no factor de crescimento de sorofibroblastosidade 23 níveis em doentes com dermatomiosite com anticorpos anti-melanomadiferenciadores do anticorpo 5
J Dermatol 2021;48(1):106-109.

79. Cutolo M, Melsens K, Wijnant S, Ingegnoli F, Thevissen K, De Keyser F, Decuman S, Müller-Ladner U, Piette Y, Riccieri V, Ughi N, Vandecasteele E, Vanhaecke A, Smith V.
Nailfoldcapillaroscopia em lúpus eritematoso sistémico: Uma revisão sistemática e uma avaliação crítica.
AutoimmunRev. 2018;17(4):344-352.

80. Radić **M,** S Overbury **R.**
Capilaroscopia como instrumento de diagnóstico no diagnóstico da doença mista do tecido conjuntivo (MCTD):um relato de caso
BMC Rheumatol2021;5(1):9.

81. deHolandaMafaldoDiógenes A, Bonfá E, Fuller R, Correia Caleiro MT.
A capilaroscopia é um processo dinâmico na doença mista do tecido conjuntivo. Lupus2007;16:254-8.

82. Lambova SN, Müller-Ladner U.
Padrão capilaroscópico em lúpus eritematoso sistémico e doença indiferenciada do tecido conjuntivo: o que é que ainda tem de aprender?
Rheumatol Int 2013;33:689-95.

83. Ingegnoli F, Zeni S, Meani L, Soldi A, Lurati A, Fantini F.
Avaliação das anormalidades de nailfoldvideocapilaroscopia em doentes com lúpus eritematoso sistémico. J Clin Rheumatol2005;11:295-8.

84. Lambova S.
Descobertas capilaroscópicas em lúpus eritematoso sistémico com lesões digitais cutâneas.
Lupus. 2021;30(10):1696-1697.

85. Shenavandeh S, Habibi S.
Alterações na capilaroscopia das unhas em pacientes com lúpus eritematoso sistémico: correlação com a actividade de retirada da doença, manifestação cutânea e nefrite.
Lupus 2017;26(9):959-966

86. Monfort J.-B., ChassetF ,Francès C , Barbaud A , Senet P.
Capilaroscopia em lúpus com lesões digitais.
Anais de Dermatologia e Venereologia 2018; 145 (12): S117.

87.   Zhao T, Lin FA, Chen HP.
Padrão de capilaroscopia de pregos em pacientes com lúpus eritematoso sistémico.
Arch Rheumatol. 2020;35(4):568-574.

88.   Kuryliszyn-Moskal A, Ciolkiewicz M, Klimiuk PA, Sierakowski S.
Significado clínico da capilaroscopia das unhas no lúpus eritematoso sistémico:
 correlação com marcadores de activação de células endoteliais e actividade de
 doença.
Escândalo J Rheumatol2009;38:38-45.

89.   Ferrari G, Gotelli E, Paolino S, et al.
Antifosfolipidanticorpos e terapia anticoagulante:capilaroscopicfindings
ArthritisResTher 2021;23(1):175.

90.   Aslanidis   S,   Pyrpasopoulou   A,   Doumas   M,   Triantafyllou   A,
 ChatzimichailidouS, Zamboulis C.
Associação de capilaroscopicmicrohaemorragia com síndrome clínica e imunológica
 antifosfolipídica.
Clin ExpRheumatol2011;29:307–9.

91.   Candela M, Pansoni A, De Carolis ST, Pomponio G, Corvetta A, Gabrielli A, et
 al.
Nailfoldcapillarymicroscopia em doentes com síndrome dos antifosfolípidos.
Recenti Prog Med 1998;89:444-9.

92.   Capobianco KG, Xavier RM, Bredemeier M, Restelli VG, Brenol JC.
Nailfoldcapillaroscopicfindings in primarySjögren'ssyndrome:correlações clínicas e
 serológicas.
Clin ExpRheumatol2005;23:789–94.

93.   Corominas H, Ortiz-Santamaría V, Castellví I et al.
Nailfoldcapillaroscopicfindings na síndrome de Sjögren primária com e sem o
 esfenómeno de Raynaud e/ou anticorpos anti-SSA/Ro e anti-SSB/La positivos.
Rheumatol Int. 2016;36(3):365-9.

94.   Drevet JG, Carpentier PH, Lelong C, Juvin R, Franco A, Phelip X.
Periungualcapilaroscopia na artrite reumatóide. Estudo prospectivo de 80 casos. Rev
 Rhum MalOsteoartic1986;53:367-71.

95.   Rajaei A, Dehghan P, Ali miri A.
Nailfoldcapillaroscopyin 430 pacientes comhrheumatoidarthritis
Caspian J Intern Med 2017;8(4):269-274.

96.   SendinoRevuelta A, Barbado Hernández FJ, TorrijosEslava A, González
 AngladaI, Pe˜naSánchez de Rivera JM, VázquezRodríguez JJ. Capilaroscopia em
 vasculite.
An Med Interna 1991;8:217-20.

97. Huang MY, Huang JJ, Huang TY, Gupta-Malhotra M, Syu FK.
Deterioração do estado microcirculatório da doença de Kawasaki.
Clin Rheumatol2012;31:847-52.

98. Movasat A, Shahram F, Carreira P, Nadji A, Akhlaghi M, Naderi N, et al.
Capilaroscopia de pregos na doença de Behçet, análise de 128 pacientes.
Clin Rheumatol2009;28:603-5.

99. Bhushan M, Moore T, Herrick AL, Griffiths CE.
Nailfolfoldvideocapilaroscopia da psoríase.
Br J Dermatol2000;142:1171-6.

100. Sivasankari M, S Arora S, V Vasdev V, Mary EM.
Nailfoldcapillaroscopia na psoríase
Med J Forças Armadas Índia2021;77(1):75-81

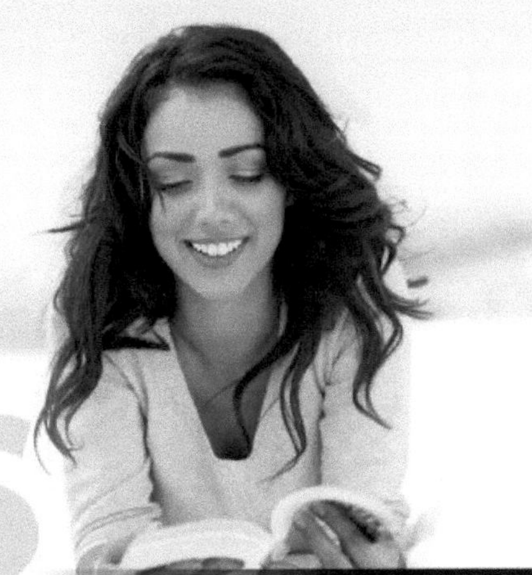

yes
I want morebooks!

Buy your books fast and straightforward online - at one of world's fastest growing online book stores! Environmentally sound due to Print-on-Demand technologies.

Buy your books online at
www.morebooks.shop

Compre os seus livros mais rápido e diretamente na internet, em uma das livrarias on-line com o maior crescimento no mundo! Produção que protege o meio ambiente através das tecnologias de impressão sob demanda.

Compre os seus livros on-line em
www.morebooks.shop

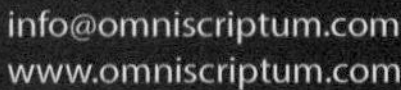

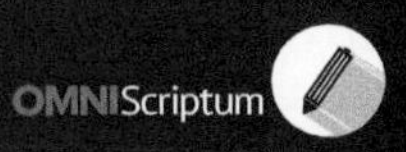

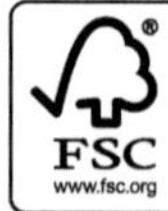

Printed by Books on Demand GmbH, Norderstedt / Germany